Markus Sommer

Grippe und Erkältungskrankheiten
natürlich heilen

Vorbeugen – behandeln – auskurieren

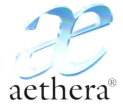

Wichtiger Hinweis: Sämtliche Angaben und Empfehlungen in diesem Buch wurden mit größter Sorgfalt überprüft und in Übereinstimmung mit dem neuesten Wissensstand erarbeitet. Bei Heilmittel- oder Therapie-Empfehlungen handelt es sich um eine subjektive Auswahl ohne Anspruch auf Vollständigkeit, in der sich die Verordnungspraxis des Autors spiegelt. Die Nennung von Handelsnamen oder Warenbezeichnungen geschieht im Rahmen der allgemeinen Pressefreiheit ohne Rücksicht auf Erzeugerinteressen; eine Werbeabsicht ist damit keinesfalls verbunden.

Angaben zu Medikamenten und therapeutischen Maßnahmen erfolgen mit der Einschränkung, dass Dosierungs- oder Anwendungshinweise durch neue Erkenntnisse in der Forschung, klinische Erfahrungen und das sich verändernde Angebot an Präparaten dem Wandel der Zeit unterworfen sein können. Da auch menschliche Irrtümer oder Druckfehler nie ganz auszuschließen sind, wird für Anwendungs- und Dosierungshinweise sowie für die Wirkung der Präparate keine Gewähr übernommen.

Jeder Benutzer wird dringend aufgefordert, die Angaben in diesem Buch anhand der Herstellerinformationen auf dem Beipackzettel auf ihre Richtigkeit zu überprüfen und die dort gegebenen Empfehlungen für die Dosierung und Kontraindikationen zu beachten. In Zweifelsfällen sollte immer ein Arzt oder ein Angehöriger der Heilberufe aufgesucht werden, insbesondere wenn die Beschwerden über mehrere Tage andauern. Die Angaben in diesem Buch sind weder dazu bestimmt noch geeignet, einen notwendigen Arztbesuch zu ersetzen. Eine Haftung von Seiten des Autors oder des Verlags für Personen-, Sach- und Vermögensschäden ist ausgeschlossen.

Neuausgabe 2009
aethera im Verlag Freies Geistesleben & Urachhaus GmbH
Landhausstraße 82, 70190 Stuttgart
Internet: www.aethera.de

ISBN 978-3-7725-5046-1

© 2009 Verlag Freies Geistesleben & Urachhaus GmbH, Stuttgart
Umschlagbild: Anne Solheim, Freiburg
Umschlaggestaltung: U. Weismann
Druck: DZA Druckerei zu Altenburg GmbH, Altenburg

Inhalt

Einleitung 7

Grippe als Chance – Grippe als Herausforderung 13
   Was verstehen wir unter «Grippe»? 14
   Fieber als aktiver Prozess 15
   Fieber als Hilfe zur Aneignung des Leibes 17
   Fieber kann Krebs verhindern 18

Das Krankheitsbild der Grippe 23
   Die «eigentliche Grippe» oder Influenza 23
   Wann bekommt man eine Grippe oder Erkältungskrankheit?
   Aspekte, die den Einzelnen betreffen 29
   Über den Einzelnen hinausgehende Aspekte 31
   Das Verhältnis von Erreger und Mensch 35
   Bestimmen kosmische Faktoren die Rhythmik
   der Grippepandemien? 37
   Neue Erreger und Epidemien 45

Die Behandlung von Grippe und Erkältungskrankheiten 55
   Stabilisieren der Wärme. Bettruhe 55
   Bäder 57
   Senffußbad 58
   Tee 60
   Ernährung bei Erkältungskrankheiten 63
   Einlauf und Klistier 64
   Wadenwickel 64

Medikamente bei Grippe und Erkältungen 69
   Was ist und will Schulmedizin, Homöopathie
   und Anthroposophische Medizin? 69
   Medikamentöse Behandlung 74

Inhalt

Örtliche Erkrankungen 107
    Husten und Bronchitis 107
    Schnupfen 109
    Nasennebenhöhlenentzündung 113
    Mittelohrentzündung 115
    Reizung der Augen 117
    Halsweh 119
    Lungenentzündung 122
    Gehirnhautentzündung (Meningitis) 126
    Fieberkrampf 127
    Beteiligung von Herz und Kreislauf 130
    Darmgrippe 132
    Rekonvaleszenz 135

Grippe-Schutzimpfung 139
    Ist die Grippe-Schutzimpfung gefährlich? 145
    Persönliche Impfentscheidung 148
    Was ist zu beachten, wenn man impft? 149
    Chemoprophylaxe 150

Was kann man selbst zur Vorbeugung tun? 153
    Vermeiden von Ansteckung 153
    Was kann ich tun, um so kräftig zu sein,
    dass ich nicht krank werde? 156
    Zum Schluss 172
    Aktueller Hinweis 172

Anhang 175
    Anmerkungen 175
    Adressen 179
    Verzeichnis der Heil- und Pflegepräparate 183
    Stichwortregister 187

Einleitung

Als vor bald zehn Jahren die erste Auflage dieses Buches entstand, waren für die meisten Menschen die Begriffe «Erkältung» und «Grippe» weitgehend identisch und allenfalls graduell verschieden. Wenn damals von den Gefahren der eigentlichen Grippe, der Influenza, geschrieben wurde und den Verheerungen, die sie in engem zeitlichem Zusammenhang mit dem Ersten Weltkrieg über die ganze Erde brachte, so war dies vielen neu. Es ging auch damals nicht darum, Angst zu verbreiten, sondern die Einsicht, dass auch das Durchmachen und Überwinden von leichteren und schwereren grippalen Erkrankungen letztlich unsere Gesundheit stärken und Fähigkeiten reifen lassen kann. Und es ging darum, die Zuversicht zu vermitteln, dass man solchen Krankheiten aus eigener Kraft fruchtbar entgegentreten kann. Die Überprüfung der eigenen Lebensführung gehört ebenso dazu wie vielfältige Möglichkeiten der Vorbeugung und Behandlung, die von der Diät über äußere Anwendungen (wie z.B. Wickel), pflanzliche, homöopathische und anthroposophische Arzneimittel bis zur Impfung und verschiedenen schulmedizinischen Therapien reichen können. Zwischenzeitlich sind gerade bei Letzteren neue Behandlungsmöglichkeiten hinzugekommen, die in dieser Neuauflage ebenso beschrieben und bewertet werden wie die neuen Krankheitsausbrüche und zuletzt die weltweite Ausbreitung des Erregers der «Schweinegrippe» (Influenza A/H1N1). Auch ist versucht worden, manche Selbstbehandlungs- und Vorbeugungsmöglichkeiten noch übersichtlicher darzustellen und ebenso die Zeichen, die ein Hinzuziehen von ärztlichem Beistand erfordern.

Der Krankheit fruchtbar entgegentreten

Da ich in meiner Praxis überwiegend aus den Gesichtspunkten der Anthroposophischen Medizin heraus behandle, liegt in der Darstellung ihrer Möglichkeiten bei der Grippe- und Erkältungsbehandlung ein gewisser Schwerpunkt des Buches. Das ist umso mehr der Fall,

Möglichkeiten der Anthroposophischen Medizin

als sich diese medizinische Richtung zur Aufgabe setzt, Hilfen zur Entwicklung der eigenen Kräfte und Fähigkeiten des Patienten zu geben und dazu eine große Vielfalt medizinischer, pflegerischer und künstlerischer Möglichkeiten zu nutzen.

Stimmung und Bewusstsein gegenüber der Grippe

Seit der Erstauflage haben sich Stimmung und Bewusstsein gegenüber der Grippe geändert. Mögliche Gefahren sind stark ins Zentrum öffentlicher Aufmerksamkeit gerückt. Mehrere Male sind zwischenzeitlich Grippe- und grippeähnliche Erkrankungen aufgetaucht, die Sorgen hinsichtlich einer möglichen und gefährlichen Pandemie hervorriefen. Glücklicherweise sind – trotz mancher Opfer – ganz schwere Seuchenzüge nicht aufgetreten. Auch zum Zeitpunkt, an dem dieser Text verfasst wird, hat sich zwar eine weltumspannende, ursprünglich von Mexiko ausgehende «Schweinegrippe»-Erkrankung über die Erde ausbreiten können, diese aber hat – trotz der Erschütterung durch die gleichzeitige weltweite wirtschaftliche Krise – nicht die Gefährlichkeit vergangener Pandemien entfaltet, sondern sie verläuft bisher ähnlich wie eine gewöhnliche saisonale Grippeepidemie. Damit sie überhaupt als «Pandemie» bezeichnet werden konnte, ist die bisherige Pandemiedefinition, die eine besondere Gefährlichkeit voraussetzte, geändert worden. Selbstverständlich kann die weitere Entwicklung nicht exakt vorausgesagt werden und eine Intensitätszunahme der Erkrankungen im Winter oder in einer zweiten Infektionswelle erscheint zumindest denkbar, immer wieder werden aber auch Stimmen laut, denen zufolge auch wirtschaftliche Interessen daran bestehen, die aktuelle Grippesituation als besonders dramatisch darzustellen. Auf jeden Fall

Signatur der Globalisierung

hat man aber den Eindruck, dass mit dieser Grippe erneut eine Signatur der Globalisierung auftritt, die schon im Erkennen unserer wirtschaftlichen Verflechtungen und der weltweiten Bedrohung, die vom Egoismus Einzelner ausgehen kann, deutlich wurde. Auch die Globalität unseres Klimas und unseres Einflusses darauf hatte bereits ein weltumspannendes Bewusstsein vorbereitet. Selbst wenn es jetzt oft im negativen Gewand der Angst geschieht, hat es vielleicht nie zuvor ein so deutliches Bewusstsein davon gegeben, dass wir als eine Menschheit miteinander verbunden sind.

Wann hat die Gesundheitssituation in Mexiko, in Hongkong oder in China früher so viele Menschen interessiert? Wann beobachteten die Bewohner der Nordhalbkugel der Erde so aufmerksam das Krankheitsgeschehen auf der Südhalbkugel und umgekehrt? Der sich mit der Angst leicht verbindende Egoismus wird ein Stück weit überwunden, wenn jetzt zunehmend z.B. Fragen der Gerechtigkeit bei der weltweiten Verteilung von Impfstoffen und Medikamenten gestellt werden. Vor dem Hintergrund wissenschaftlicher Erkenntnisse zu den Behandlungen, die in diesem Buch näher beleuchtet werden, ist zwar nicht anzunehmen, dass gerade diese Therapieverfahren die entscheidende – und auf jeden Fall nicht die einzige – Lösung darstellen. Dennoch hat es Bedeutung, wenn wir ein Bewusstsein davon entwickeln, dass wir als Menschheit ähnlich miteinander verbunden sind wie die Organe eines Leibes und es keinem auf die Dauer gut gehen kann, wenn ein anderer Teil leidet. Vielleicht trägt die Grippe dann doch auch in dieser Weise zu einer schließlich positiven Entwicklung bei.

Einen anderen, verblüffenden Aspekt kann man an der Grippe lernen: Es ist ziemlich wahrscheinlich, dass kosmische Einflussfaktoren das globale Grippegeschehen mitbestimmen, und so werden wir darauf aufmerksam, dass wir mit dem Kosmos (konkret mit der Sonne) in einer Beziehung stehen, die sich bis in unsere Gesundheit auswirkt. In diesem Buch ist ausführlich auch davon die Rede und auch, dass wir aus dem Kosmos wichtige Grippeheilmittel empfangen.

Kosmische Einflussfaktoren

Vielen Menschen habe ich für ihren Beitrag zur Erstauflage gedankt. Allen gilt weiter meine Dankbarkeit. Ohne ihre Anregungen wäre das Buch so nicht entstanden. Namentlich erwähnen möchte ich aber doch noch einmal meinen verstorbenen Freund Rudi Seitz, von dem ein Teil der enthaltenen Zeichnungen stammt, und ebenso den wunderbaren russischen Künstler Michail Lejen, der die Bilder zu den Kapitelanfängen gezeichnet hat. Hinzufügen möchte ich den Dank an meine gleichfalls verstorbenen Eltern. Ihnen verdanke ich, dass die Erinnerung an manche (am häufigsten grippale) Erkrankung im Kindesalter keineswegs nur eine solche an Schmerz und Unannehmlichkeit ist, die schnell unterdrückt werden müssen, sondern auch an Ruhe, Nähe, Umsorgtwerden und vielfältige Entdeckungen. Unser alter Hausarzt Dr. G. H. Werner hat mich frühzeitig die Wirksamkeit homöopathischer und anthroposophischer Arzneien und die Sicherheit erfahren lassen, die aus sorgsamer ärztlicher Begleitung erwächst. Dass Kranksein verschiedene Seiten hat und anschließend zu neuer Stabilität führen kann, wurde so eine konkrete Erfahrung am eigenen Leib. Diese eigenen Erfahrungen entwickelten sich weiter durch das, was ich von meinen ärztlichen Lehrern und im Gespräch mit Kollegen erfahren habe. Besonders erwähnt sei hier Dr. H. H. Vogel und meine Kollegen A. Korselt und G. Soldner, mit denen ich täglich zusammenarbeite. Georg Soldners zusammen mit Jan Vagedes verfasstes «Kinder-Gesundheitsbuch» kann Lesern, die sich speziell für die Gesundheitsentwicklung ihrer Kinder interessieren, sehr wertvolle Ergänzungen zu den in diesem Buch gegebenen Hinweisen bieten.[1] Am meisten habe ich aber von meinen Patienten gelernt. Meiner Lebenspartnerin Anne Solheim danke ich für die Geduld, die sie aufbringt, wenn ich zusätzlich zu meiner ärztlichen Tätigkeit unsere gemeinsame Zeit durch Arbeit am Schreibtisch schmälere, sowie für die Gespräche, die dazu geführt haben, manche Abschnitte des Buches klarer zu gestalten. Besonders dankbar bin ich ihr aber für die Fotos, die sie für dieses Buch machte, und für jene, die wir gemeinsam gestalteten, was viel Freude bereitete.

Allen Lesern wünsche ich, dass sie für sich Fruchtbares in diesem Buch finden, das dazu beitragen möge, dass sie die häufigste Form von Krankheit, der wir im Leben begegnen – Erkältungskrankheiten und Grippe –, gut überwinden und vielleicht auf lange Sicht gerade dadurch ihre Gesundheit stabilisieren.

September 2009

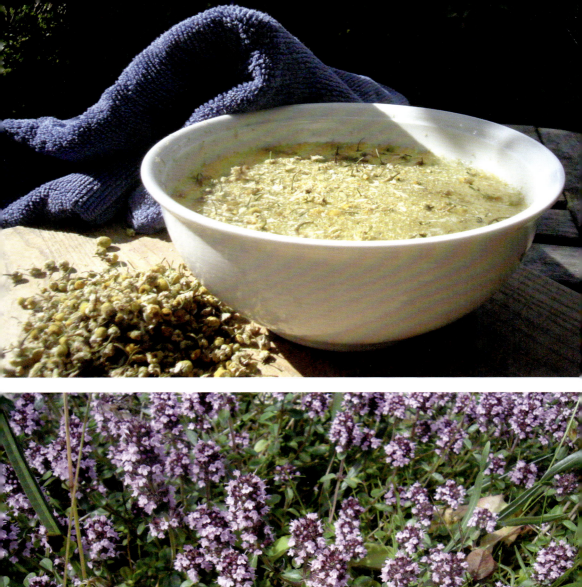
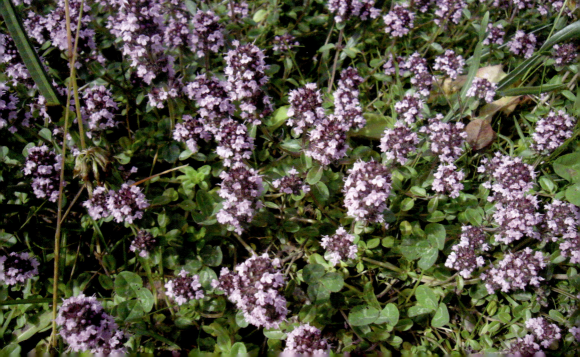

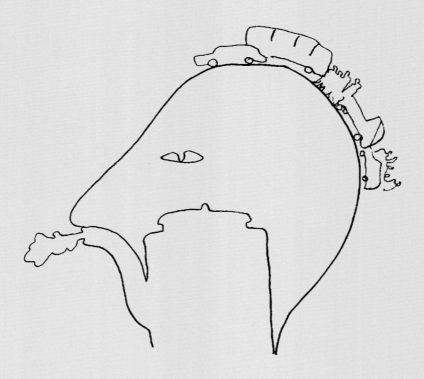

Grippe als Chance – Grippe als Herausforderung

Kranksein wird für die meisten Menschen primär in Form von Erkältungskrankheiten erlebt. Statistisch sind Erwachsene zwei- bis sechsmal im Jahr davon betroffen. Eltern kleiner Kinder erleben noch weit mehr solcher Episoden, die sie oft an den Rand ihrer Kräfte bringen.

Häufigkeit von Erkältungskrankheiten

Jeden Herbst ergehen Aufrufe zur Grippe-Schutzimpfung, die mit dem durchaus zutreffenden Hinweis auf die mögliche Gefährlichkeit der eigentlichen Grippe (Influenza) und ihre enormen volkswirtschaftlichen Folgen in ihrer Dringlichkeit gesteigert werden. Manchem ist noch der fürchterliche Grippewinter 1968 mit seinen Hunderten von Grippetoten in Erinnerung, und das Auftreten neuer Virusvarianten wie der asiatischen Vogelgrippe mit ihrer hohen Sterblichkeit oder der mexikanischen oder «Schweine»-Grippe (A/H1N1) schürt immer wieder Ängste. Trotz dieser nicht zu verleugnenden dunklen Seite soll am Anfang der Beschäftigung mit diesem Thema ein durchaus positiver Aspekt stehen.

Haben Sie sich bei einer kraftraubenden Bergtour oder einer anderen schweren körperlichen Anstrengung auch einmal gefragt, warum Sie sich dieser Mühe eigentlich unterziehen? Vielleicht haben Sie Ihren ganzen Willen zusammengenommen, um zu schaffen, was Sie sich vorgenommen hatten, haben den Gipfel erklommen, sind wieder abgestiegen – und fühlten sich am Ende zwar erschöpft, aber gleichzeitig so wohl wie schon lange nicht mehr. Zwar kann Ihnen das Durchstehen einer Grippe kein herrliches Bergpanorama bieten, wenn alles gut geht, könnte das langfristige Ergebnis aber ähnlich erfreulich sein. Wie dieser ungewohnte, fast provokative Gedanke zu verstehen ist, soll gleich noch verfolgt werden. Aber so wie die Bergtour überfordern und entkräften kann, wenn Schwierigkeitsgrad und Dauer die eigene Kondition und Fähigkeiten übersteigen, kann

Analogie einer schweren körperlichen Anstrengung

auch eine schlecht verlaufende oder «verschleppte» Grippe zu anhaltender Erschöpfung und Anfälligkeit für weitere Krankheiten führen. Im schlimmsten Fall drohen im Gebirge bei schlechter Ausrüstung, zu geringer Kraft oder unvorhergesehenen Wettereinbrüchen Absturz und Tod. Auch aus einer Grippe können schwere, manchmal sogar tödliche Komplikationen entstehen, z.B. durch Lungenentzündung, Herz- oder Gehirnbeteiligung usw.

Im einen wie im anderen Fall können die Gefahren durch richtige Kenntnis und Vorbereitung oder die Hilfe eines Bergführers im einen, eines Arztes im anderen Fall auf ein kalkulierbares Maß reduziert werden. Weder in schwierigem Berggelände noch bei schwerer Krankheit kann ein Buch den Rat und die Begleitung durch einen Erfahrenen ersetzen, doch kann es in grundsätzlichen Fragen und unkomplizierten Fällen dazu beitragen, sich selbst zu helfen. In diesem Sinn soll dieses Buch verstanden werden.

Was verstehen wir unter «Grippe»?

Grippe und fieberhafte Erkältungen – fließende Übergänge

Wenn im Folgenden von «Grippe» geschrieben wird, so geschieht dies meist im Sinne des allgemeinen Sprachgebrauchs und nicht immer in dem der medizinischen Terminologie. Dieser bezeichnet nur die «echte» Virusgrippe Influenza mit diesem Namen, während umgangssprachlich oft jede (im allgemeinen fieberhafte) «Erkältungskrankheit» als «Grippe» bezeichnet wird. Dies ist auch insofern nicht unsachgemäß, als das Erscheinungsbild von «normalen» Erkältungen, die durch Rhino-, Adeno- oder Coxsackieviren (und manche andere) hervorgerufen werden, fließende Übergänge zu den durch Influenzaviren hervorgerufenen Grippesymptomen zeigt. Auch dem erfahrenen Arzt gelingt die genaue Zuordnung oft nur durch aufwendige Laboruntersuchungen, die allerdings meist nur von akademischem Interesse sind und nur selten Konsequenzen für die Behandlung haben. Auch wenn die «Grippen» im oben genannten Sinn sich meist vornehmlich im Bereich der Atemwege abspielen, wird im Volksmund doch auch von «Kopf-» oder «Darmgrippe» gesprochen, weshalb auch auf diese Krankheitsgruppen eingegangen werden soll, auch wenn bei ihnen die Beziehung zur Influenza noch lockerer ist.

Fieber als aktiver Prozess

Hervorstechendstes Merkmal der Grippe im oben genannten Sinn ist das Fieber. Wer mit Schüttelfrost, Fieber und Gliederschmerzen im Bett liegt, mag den oben gewählten Vergleich mit einer Bergwanderung zynisch finden. Und doch gibt es tatsächlich verwandte Aspekte. Beim Bergsteigen werden alle Teile des Leibes betätigt. Eine enorme Anspannung des Willens liegt dem zugrunde. Die Körpertemperatur steigt bedeutend, beim Erreichen des Gipfels können ohne Weiteres 40°C gemessen werden. Die Temperaturerhöhung ist Ausdruck der geleisteten Arbeit. Die Wärme durchströmt den ganzen Leib, alle Teile des Körpers werden in der Wärme integriert. Polar dazu ist die Wärmeverteilung, die für die meisten von uns im Alltag herrscht, wenn wir ruhig vor dem Schreibtisch sitzen und gleichsam nur im Kopf tätig sind. Man kann sagen: Unsere Wärme ist dort, wo wir (tätig) sind. Entsprechend sind die Glieder des Kopfarbeiters kühl; viele Schreibtischarbeiter leiden unter kalten Füßen. Die Atembewegung bleibt oberflächlich, der Atem strömt flach.

Unsere Wärme ist dort, wo wir tätig sind

Auch zu Beginn des Fiebers bei einer Grippe sind Hände und Füße kalt. Die ganze Wärme wird im Inneren des Leibes konzentriert. Der Schüttelfrost stellt eine rhythmische Muskelaktivität dar, die wie beim Laufen oder Bergangehen zur Wärmebildung führt. Ist genug Wärme gebildet worden, so durchströmt sie auch in diesem Fall den ganzen Leib. Wenn dies erreicht ist, bricht oft Schweiß aus, während die Haut bis dahin trocken war, um keine Wärme zu verlieren. Jetzt, am Höhepunkt des Fiebers, fühlen sich die meisten Kranken wohler als im Fieberanstieg, der Schüttelfrost hört auf. Es ist erreicht, was gewollt wurde. Vergleichbar ist dies dem Moment des Innehaltens am Berggipfel.

Vielleicht fragen Sie sich «Was heißt da: ‹gewollt wurde›? Ist das Fieber nicht Krankheitszeichen, Folge der Infektion?» Zum Teil ist dies

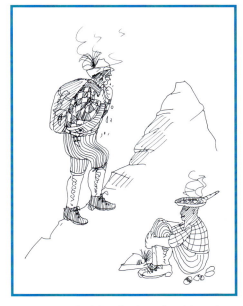

Bergtour und Fieber fordern den Menschen in ähnlicher Weise.

Fieber: eine aktive Antwort des Organismus

richtig, ohne Eindringen von Krankheitserregern kommt es in diesem Zusammenhang nicht zum Fieber. Aber dies ist nur die halbe Wahrheit. Fieber ist auch *aktive Antwort* des Organismus auf das Eindringen von Fremdem, von Erregern, und dient deren Überwindung. Nur gleichwarme (homoiotherme) Lebewesen können Fieber entwickeln, am besten kann es der Mensch. Niedere Wirbeltiere, wie z.B. die Eidechsen, haben keine stabilen Wärmeverhältnisse, ihre Eigenwärme entspricht weitgehend der Temperatur der Umgebung, deshalb sind sie im Sonnenschein agil, erstarren aber in der Nacht weitgehend und im Winter vollständig. Experimente haben gezeigt, dass mit Krankheitserregern infizierte Eidechsen warme Plätze im Terrarium aufsuchen und so eine höhere Temperatur annehmen, als sie für sie üblich wäre. Hindert man die Tiere daran, so sterben viele von ihnen, während die Exemplare, die «Fieber» bekommen, überleben.

Der Mensch: souveränster Umgang mit Körperwärme

Fieber ist ein aktiver Prozess, der durch eine leibbezogene Aktivität des Menschen (z.B. den Schüttelfrost) erreicht wird. Was die Eidechse nur erreichen kann, wenn sich durch einen glücklichen Zufall in der Außenwelt die Gelegenheit zu «fieberartiger» Temperaturerhöhung bietet, steht dem Menschen als freie Fähigkeit zur Verfügung. Fieber kann er aus sich selbst heraus bilden. Hierin liegt der Gipfel seines souveränen Umganges mit der Körperwärme, die er wie kein anderes Lebewesen beherrscht, und deshalb kann der Mensch auch in allen Klimazonen vom ewigen Eis bis in die Sahara hinein existieren. Für begrenzte Zeit kann der Mensch unglaubliche Temperaturextreme der Außenwelt ausgleichen. Er kann ebenso – 150 °C in einer Kältekammer, wie sie in der Rheumabehandlung eingesetzt wird, ertragen wie Backofentemperaturen einer Sauna. Feuerwehrleute müssen bei einem Zimmerbrand gar in über 500 °C heiße Räume eindringen.

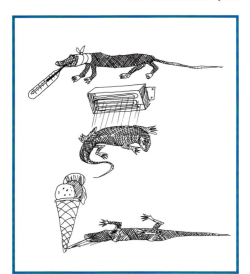

Eine wechselwarme kranke Echse gesundet unter dem Heizstrahler, stirbt aber in der Kälte bzw. wenn sie kein «Fieber» durch ein heißes Plätzchen erzeugen kann.

Im Fieber erfolgt keine Anpassung an die Außentemperatur, sondern es wird eine Erhöhung des «Sollwertes» vorgenommen, wir sind dabei «im Leib aktiv». Wir durchdringen dabei den ganzen Leib mit unserem Willen, ähnlich wie wir es tun, wenn wir unseren Leib unter enormer Wärmeentwicklung einen Berg hinaufbewegen.

Fieber als Hilfe zur Aneignung des Leibes

Gerade wenn wir es gewöhnt sind, vor allem «im Kopf» zu leben bzw. diesen zu betätigen, verbinden wir uns im Fieber wieder «ganz» mit dem Leib. Dabei können Krankheitserreger überwunden werden, die sich ohne die Abwehrvorgänge, welche das Fieber begleiten, ungehindert ausbreiten könnten. Gleichzeitig werden Bereiche des Körpers wieder durchdrungen, «eingegliedert», die dem Ganzen zu entfallen drohten. Mancher Patient stellt fest, dass ihm Muskeln zu Bewusstsein kommen, von denen er noch gar nicht wusste, dass er sie hat, aber diese Durchdringung hat auch eine ganz unbewusste Seite. So werden in der Entzündung z.B. Ablagerungen aufgelöst. Wo im Körper «Verhärtungsvorgänge» stattfinden, können diese oft durch entzündlich-auflösende Vorgänge überwunden werden. Aus diesem Grund bessern sich beispielsweise Arthrosen meist durch Wärmeanwendungen, mehr noch aber durch Wärme, die nicht von außen zugeführt, sondern selbst im Inneren gebildet wird. Dies wird z.B. durch eine Mistelbehandlung bei Arthrosen oder durch hautreizende und durchwärmende Ingwerwickel bei Verspannungen der Rückenmuskulatur, wie sie vornehmlich bei Schreibtischarbeitern auftreten, erreicht. Nur wenn der Mensch in allen Teilen seines Leibes gestaltend anwesend ist, er diese durchdringt, kann auf Dauer Gesundheit bestehen. Wo dies nicht der Fall ist, kann Fieber heilend wirken. Schon im 5. Jahrhundert vor Christus forderte der antike Arzt Parmenides: «Gib mir die Kraft, Fieber zu erzeugen, und ich heile jede Krankheit.»

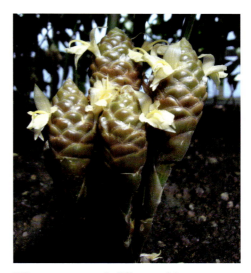

Wärme erzeugende Pflanzen können – ähnlich wie Fieber – dem Menschen helfen, sich so mit seinem Leib zu verbinden, dass Verhärtungs- bzw. Krankheitserscheinungen überwunden werden. Ingwer beispielsweise hilft oft bei Verspannungen der Rückenmuskulatur.

Fieber und Entzündungen können Verhärtungen auflösen

Fieber kann Krebs verhindern

Der bedrohlichste Fall mangelhafter Durchdringung des Leibes zeigt sich bei bösartigen Tumoren, beim Krebs. Hier teilen sich Krebszellen fortlaufend, durchwuchern das Organ, in dem sie entstanden sind, und zerstören es dabei. Als Metastasen können solche Zellen in entfernten Organen weitere Geschwülste bilden. Der Tumor scheint wie ein fremdes Lebewesen, das eigenen Willen entfaltet, an den der Wille des betroffenen Menschen nicht mehr herankommt. Die Bezeichnung «Krebs» ist insofern gar nicht schlecht gewählt. Jedes gesunde Organ ist dagegen in die Willensdynamik des Menschen eingeordnet, selbst wenn es nicht direkt dem bewussten Willen unterliegt, der sich z.B. im Skelettmuskel betätigt. Selbst der «unwillkürliche» Darm ist an die von uns bewusst betätigte Nahrungsaufnahme gebunden. Der Großteil der Leibesvorgänge bleibt aber unbewusst und kann nicht unmittelbar von uns gesteuert werden. Dies ist auch gut so, denn es muss in ihnen eine viel größere Weisheit leben, als sie uns bewusst zur Verfügung steht. Und doch steht hinter den Organvorgängen eine lebendige und beseelte Ordnung, die letztlich darauf angelegt ist, dass unsere Individualität im Leib erscheinen und wirken kann. Das gesunde Organ fügt sich in den Gesamtplan des menschlichen Organismus ein, wie ein Orchesterinstrument sich der durch den Dirigenten vermittelten Partitur des Komponisten fügt.

Fieber als Heilmittel

Im Fieber versucht der Mensch wieder volle Herrschaft im Leib zu erlangen, dabei werden eingedrungene Krankheitserreger überwunden, aber auch eine «Aneignung» geleistet, die Verselbstständigungen in einzelnen Organbereichen auflöst. Solche «Aneignung» ist ständig nötig, dauernd gibt es Ausgliederungstendenzen, laufend entstehen auch Krebszellen. Wo es der unbewussten Durchdringung des Leibes nicht mehr gelingt, diese einzuordnen oder aufzulösen, kann dies noch im energischen Geschehen des Fiebers erfolgen. Erst wenn es nicht mehr gelingt, «Herr im Haus» zu sein, kann sich eine Krebskrankheit entwickeln.

Auf dem Hintergrund dieser Betrachtung wundert es nicht mehr, dass Krebskranke sehr häufig in den Jahren vor dem Krankheitsausbruch kein Fieber gehabt haben. Schon Mitte des 19. Jahrhunderts ist aufgefallen (J. Z. Laurence), dass Krebspatienten scheinbar immer besonders gesunde Menschen waren und insbesondere nur selten Fieber hatten. Eine Vielzahl weiterer Untersuchungen hat solche Zusammenhänge immer wieder bestätigt. Besonders umfangreiche Studien zu diesem Thema liegen für das maligne Melanom, den «schwarzen Hautkrebs» vor. Dies ist eine besonders aggressive Krebsart, die in starkem Zunehmen begriffen ist, wofür man unter anderem die durch das Ozonloch ständig zunehmende UV-Belastung verantwortlich macht. 1992 fand man,[2] dass Melanomerkrankungen umso seltener sind, je häufiger die Patienten Grippeerkrankungen in der Vorgeschichte hatten. In einer 1999 erschienenen Studie,[3] die in sieben Ländern durchgeführt wurde und über 600 Melanompatienten erfasste, zeigte sich, dass das Melanomrisiko durch eine Grippe mit Fieber unter 38,5 °C um etwa 20 % sinkt. Liegt das Fieber über diesem Wert, so sinkt das Risiko sogar um 35 %. Das Durchstehen einer Lungenentzündung halbiert das Erkrankungsrisiko sogar. Erstaunlicherweise ist der positive Einfluss des fieberhaften Infektes sogar größer als der negative der UV-Belastung. Einer anderen großen Studie zufolge[4] haben Menschen, die in ihrer Vorgeschichte mindestens einmal für wenigstens drei Tage Fieber über 39°C hatten, sieben- bis achtmal seltener Krebs als Menschen, die keinen so intensiven Fieberschub hatten. Man kann daher bei vielen Krebskranken für die Zeit vor dem Ausbruch des Tumorleidens von «krankhafter Gesundheit» sprechen. Dies konnte erneut durch eine Studie der Schweizer Gesellschaft Anthroposophischer Ärzte belegt werden,[5] bei der wieder deutlich wurde, dass vor allem Kinderkrankheiten in der Vorgeschichte von Krebspatienten oft fehlen. Allerdings zeigten sich für verschiedene Krebsarten unterschiedliche Verhältnisse.[6]

Heute können die meisten Kinderkrankheiten infolge der verbreiteten Impfungen oft nicht mehr durchgemacht werden, fieberhafte Erkältungskrankheiten kann aber im Grunde jeder bekommen, was für einen Vielgeimpften ein Trost sein mag. In Einzelfällen kann man erleben, dass auch eine bereits ausgebrochene Krebskrankheit durch Fieber geheilt werden kann. So habe ich in meiner Praxis eine Patientin behandelt, die vor mehr als 25 Jahren einen großen bösartigen Tumor des Enddarms (Rektumkarzinom) hatte. Der Krebs war bereits in das Kreuzbein eingewachsen und konnte daher nur teilweise entfernt werden. Wegen einer Wundinfektion hatte die Patientin über mehrere

Studien belegen: Häufiges Fieber senkt das Krebsrisiko deutlich

Durchstehen einer Lungenentzündung halbiert das Erkrankungsrisiko

Wenn Kinderkrankheiten durch Impfung verhindert werden, können Erkältungskrankheiten Fieber ermöglichen

Künstlich erzeugtes Fieber als Therapie

Wochen hohes Fieber, wodurch offenbar der Resttumor überwunden wurde. Obgleich die Frau weder Bestrahlung noch Chemotherapie erhielt, ist sie bis heute von erneutem Tumorwachstum verschont geblieben. Solche zufälligen Beobachtungen haben den amerikanischen Chirurgen Coley schon vor langer Zeit dazu gebracht, mit Bakteriengiften künstlich Fieber zu erzeugen, um über 150 von den damaligen Ärzten aufgegebene Patienten mit fortgeschrittenen, damals nicht anders behandelbaren Tumoren zu therapieren. Bei einem Teil der Patienten erzielte er aufsehenerregende Erfolge, die sehr gut dokumentiert sind. 40 seiner Patienten lebten noch 20 Jahre später und sehr viele andere Patienten erlebten zumindest eine weniger lang anhaltende vollständige Tumorrückbildung. Eine ausführliche Darstellung seiner Forschungsergebnisse ist vor einigen Jahren publiziert worden.[7] In der universitären Krebstherapie wird heute vermehrt die Überwärmung (Hyperthermie) von Krebspatienten eingesetzt, allerdings meist mit Chemotherapie kombiniert. Bei manchen Krebsarten – vor allem bei Sarkomen, die auch bei Coleys Behandlungen die häufigste Tumorart war – gehört sie schon zur Standardtherapie. Die vor mehr als 75 Jahren durch Rudolf Steiner in die Anthroposophische Medizin eingeführte Misteltherapie gegen Krebs hatte bereits damals unter anderem das Ziel, Fieber zu erzeugen und dadurch die Krankheit zu heilen. Die neuen Erkenntnisse bestätigen diesen Ansatz vollauf.

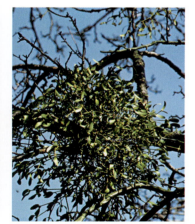

Misteln können als Medikament Fieber erzeugen und helfen, Tumoren zu überwinden.

So betrachtet verhindert wohl jede Grippeepidemie zahllose Krebserkrankungen in der Zukunft. Man kann daher der lästigen Grippe – obwohl sie auch mit schlimmen, ja in Einzelfällen selbst tödlichen Komplikationen einhergehen kann – durchaus auch Dankbarkeit entgegenbringen. Die Krankheit kann dazu beitragen, Einseitigkeiten auszugleichen, die schlimmere Entwicklungen zur Folge haben könnten. Aber nicht nur leiblich kann eine Grippe positive Wirkungen entfalten, auch seelisch können durch sie Entwicklungsschritte angestoßen werden. Schon manche wichtige Lebensentscheidung konnte dadurch reifen, dass man durch einen fieberhaften Infekt der Alltagsroutine entzogen war. Allerdings kann eine Grippe, wenn sie nicht gut auskuriert wird, auch zu anhaltender Erschöpfung oder gar einer Depression führen. Im Einzelfall kann selbst eine latent vorhandene Krebskrankheit nach einer sich hinschleppenden Grippe in Erscheinung treten. Bereits Rudolf Steiner hat darauf hingewiesen, dass die Grippe verschiedene im Leib «schlummernde» Krankheiten hervorbrechen lassen kann.

Auch Fieber hat nicht nur positive Seiten. Es gibt Erkrankungen, bei denen ein zu tiefes Durchdringen des Leibes erfolgt und dadurch zu starke Auflösungsprozesse stattfinden. Dies ist z.B. bei verschiedenen Autoimmunerkrankungen der Fall, z.B. bei der Polyarthritis. Auch kann nicht jedem Menschen beliebig hohes Fieber zugemutet werden. Wie immer kommt es auf die individuelle Situation und das rechte Maß an.

Negative Seiten des Fiebers

Zusammenfassung

Zusammenfassend soll festgehalten werden, dass fieberhafte Erkältungskrankheiten zum Ausgleich von Einseitigkeiten beitragen können, die z.B. dadurch entstehen, dass wir vornehmlich in einzelnen Bereichen des Leibes leben, ihn aber nicht mehr ganz durchdringen. Oft liegt auch eine einseitige Erschöpfung im Nerven-Sinnes-Bereich zugrunde, wenn eine Grippe auftritt. Im Fieber kann eine Vorbeugung späterer «Verhärtungskrankheiten» geleistet werden, in gewissem Maß wird sogar bösartigen Krankheiten entgegengewirkt. Andererseits müssen Erkältungskrankheiten nicht harmlos sein und bedürfen einer sachgemäßen Begleitung.

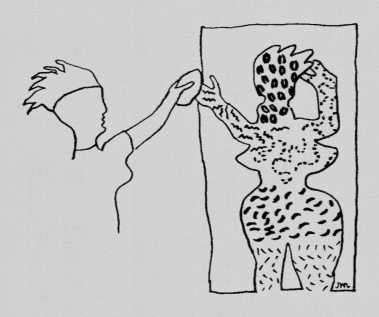

Das Krankheitsbild der Grippe

Die «eigentliche Grippe» oder Influenza

Die Bezeichnung «Grippe» ist schon sehr alt und geht zurück auf das altfranzösische Wort «griffe» für Kralle bzw. das althochdeutsche «gripan» für greifen, packen. Sehr klar ist damit ein wesentliches Merkmal der Grippe zum Ausdruck gebracht, die einen oft aus dem Wohlbefinden heraus schnell und plötzlich packt, wie die Kralle eines herabstürzenden Raubvogels.

Die Krankheit «packt zu»

Immer ist bei der Grippe im eigentlichen Sinn der ganze Mensch betroffen. Schüttelfrost und rasch ansteigendes Fieber zwingen den Betroffenen im Verein mit starkem Krankheitsgefühl, Glieder-, Kopf- und Rückenschmerzen rasch ins Bett. Die Nase brennt und ist verstopft, der Hals ist zunächst trocken und schmerzhaft, Husten beginnt. Allmählich kommt es dann zu verstärkter Schleimproduktion, die auch die Augen ergreift, die gerötet sind und oft tränen, brennen und lichtempfindlich sind. Völlige Appetitlosigkeit besteht meistens, manchmal auch Übelkeit, sogar Erbrechen kann zu Beginn einer Grippe auftreten. Das Fieber übersteigt nicht selten 40°C. Nach Erreichen der maximalen Temperatur hört der Schüttelfrost auf, die Muskelschmerzen sind aber häufig noch längere Zeit quälend. Zumindest vier Tage hält dieser Zustand an, er kann aber (unbehandelt) auch eine Woche, gelegentlich noch länger dauern. Wenn es nicht zu Komplikationen kommt, klingen die Beschwerden jetzt allmählich ab. Bis zur Wiedererlangung der vollen Kraft vergeht aber noch längere Zeit, wobei die Dauer sehr individuell ist.

Symptome

Dauer der Erkrankung

Nicht immer sind die Krankheitszeichen so klar wie dies hier idealtypisch beschrieben wurde. Von den Gesundheitsbehörden wurde daher pragmatisch ein Grippeverdachtsfall so beschrieben: Es müssen eine Temperatur über 38 °C bestehen und gleichzeitig noch mindestens zwei der drei Symptome Schnupfen, Halsschmerz, Husten. Das Problem dieser Definition ist, dass sie wesentlich häufiger bei einer «gewöhnlichen» Erkältung zu einem Grippeverdacht führen als eine echte Influenza erkennen wird.

Obwohl für einen Verdachtsfall von «Schweinegrippe» noch weitere Kriterien erfüllt sein müssen, waren im August 2009, als schon viele tausend «Schweinegrippefälle» in Deutschland nachgewiesen waren, nur 9% der Proben, die bei Verdachtsfällen entnommen worden waren, positiv auf das Virus getestet worden – in über 90% der Fälle lagen also andere Infektionen vor!

Influenza – Einfluss der Sterne?

Der medizinische Begriff «Influenza» wurde in der Renaissance in Florenz geprägt. Grippe ist ansteckend und in Grippezeiten erkranken oft große Teile der Bevölkerung, sodass eine allgemeine Ursache gesucht wurde. Diese sah man im Einfluss («la influenza») der Sterne. Dass diese Annahme sich als möglicherweise gar nicht so falsch und «mittelalterlich» abergläubisch erweist, zeigen Beziehungen zwischen Grippeepidemien und kosmischen Zusammenhängen, die heute statistisch gesichert sind. Davon soll später noch die Rede sein. Hier sei zunächst nur festgehalten, dass in jedem Winter einzelne Grippeerkrankungen auftreten, gelegentlich aber auch große Teile der Bevölkerung von der Influenza niedergestreckt werden. Solche Epidemien können zu einer empfindlichen Störung des ganzen öffentlichen Lebens führen.

Grippeepidemien können sich über die ganze Erde ausbreiten

Die schlimmste Seuchenkatastrophe seit der Pest im Mittelalter

Ziehen solche Epidemien über ganze Kontinente oder gar die ganze Welt hinweg, so spricht man von «Pandemien». Schon in den hippokratischen Schriften, die am Beginn der medizinischen Entwicklung im engeren Sinne stehen, gibt es Hinweise auf die Grippe. Der erste mir bekannte Fall einer näher beschriebenen Grippeepidemie ging 1510 von Malta aus und schon 1577 wurde ein Seuchenzug, der von Asien ausgehend ganz Europa erfasste, beschrieben. Treffen solche Pandemien auf eine – z.B. durch Kriege – geschwächte Bevölkerung, so kann die Grippe fürchterliche Opfer mit Hunderttausenden von Toten fordern. Schwere Pandemien ereigneten sich z.B. 1890, 1918, 1957 und 1968. Von Oktober 1918 bis Februar 1919 erkrankte die Hälfte der Weltbevölkerung an Grippe und 21 Millionen (!) Menschen starben. Es war dies die schlimmste Seuchenkatastrophe seit der schwarzen Pest im Mittelalter. Besonders schlimm waren die Folgen in den Gebieten, die bereits durch den Ersten Weltkrieg in Not waren. Hierbei sind wohl nicht nur der Hunger und schlechte hygienische Verhältnisse anzuschuldigen, sondern auch die innere Erschütterung der Menschen, deren Staatssystem und Weltbild zusammengebrochen war oder deren Angehörige in dem schrecklichsten Krieg, den die Menschheit bis dahin erlebt hatte, den Tod gefunden hatten.

Die Krankheitserscheinungen unterscheiden sich zwischen den Epidemien oft etwas. Einige Grippezüge waren von eigenartigen Erschöpfungserscheinungen begleitet, die deutlich über das Normalmaß hinausgingen. So folgte schon der erwähnten Grippepandemie Ende des 16. Jahrhunderts ein «Morbus epidemicus per totam fere Europam Schlafkrankheit dictus», und die Pandemie von 1890 verursachte eine Gehirnerkrankung, die in Italien den Namen «Nona» erhielt. Die Kranken fielen in einen schlafartigen Zustand und entwickelten Bewegungsstörungen mit Verlangsamung, vornübergebeugter Haltung, verminderter Mitbewegung der Arme beim Gehen und anderen Erscheinungen, die man sonst ähnlich bei der Parkinson'schen Erkrankung beobachtet.

Krankheitserscheinungen variieren

Die schreckliche Pandemie von 1918 soll sogar bei 5 Millionen Menschen zur «Encephalitis lethargica von Economo» (das ist der Erstbeschreiber), auch Schlafkrankheit genannt, geführt haben. Ein Drittel der Patienten starb in komatösem Schlafzustand oder in völliger Schlaflosigkeit; viele, die sich zunächst erholten, entwickelten ein Bild, das dem der Nona entsprach. In Einzelfällen kam es zu einem jahrelang anhaltenden Schlafzustand. Obduktionen zeigten, dass Entzündungen im Mittelhirnbereich (wo auch bei der «echten» Parkinson-Krankheit die wesentlichen Veränderungen liegen) und ihre Folgezustände für diese schlimmen Verläufe maßgeblich mitverantwortlich waren.[8] Es konnte nie recht geklärt werden, ob die Grippe selbst zu dieser anhaltenden Gehirnbeteiligung führte oder ob sie nur durch Schwächung die Anfälligkeit für eine andere Erkrankung erhöht hat, deren Erreger unbekannt geblieben ist. Bewegende Schilderungen von Krankheitsschicksalen und ihrer Behandlung lieferte der New Yorker Neurologe Oliver Sacks in seinem Buch «Zeit des Erwachens».[9]

Schlafkrankheit als Folge

Es waren aber nur wenige Grippewellen, bei denen diese Krankheit im Vordergrund stand, in anderen Fällen trat sie selten oder überhaupt nicht auf.

Aber auch in viel weniger dramatischer Form variieren die Erscheinungen, insofern z.B. die Muskelschmerzen mal mehr, mal weniger im Vordergrund stehen, der Husten eher tags oder eher nachts auftritt, Kopfschmerzen eher stechenden oder eher drückenden Charakter haben etc.

Der «Genius epidemicus»

Das jeweils von Grippesaison zu Grippesaison etwas unterschiedliche Krankheitsbild hat zum Begriff des «Genius epidemicus» geführt. Dieser Genius, dieses Krankheitswesen soll die jeweilige Symptomatik bestimmen. Für die Behandlung der Grippe mit homöopathischen Mitteln bedeutet dies, dass oft ganz bestimmte Arzneien einer Großzahl von Patienten helfen, die an ähnlichen Symptomen leiden. Hier ist dann nicht immer eine ausführliche Krankenbefragung nötig, um das individuell richtige Mittel zu wählen, oft gibt es ein «Mittel der Saison», das zuverlässig den meisten Patienten hilft.

Individuelle Gegebenheiten

Neben überindividuellen Faktoren (dem «Genius» oder dem jeweiligen Virusstamm?) bestimmen aber auch individuelle Gegebenheiten den Verlauf. Die besonders schlimmen Erkrankungen in Kriegs- und Krisenzeiten wurden schon erwähnt. Wer Hunger leidet oder einer tiefen seelischen Erschütterung ausgesetzt ist, wer Angst vor der Zukunft hat oder an Schuldgefühlen leidet, den trifft oft ein besonders schwerer Grippeverlauf.

Eine wesentliche Rolle spielt auch das Alter des Kranken. Vor allem gestillte Säuglinge sollen selten eine Influenza bekommen. Wahrscheinlich sind sie durch Immunglobuline, im Blut vorhandene Eiweißstoffe, die der Abwehr dienen, geschützt, da die Mutter sie ihnen bereits vor der Geburt durch die Plazenta hindurch mitgibt. Auch die Milch enthält wirksame Abwehrstoffe. Kleinkinder können dagegen schwer an Grippe erkranken, aber vor allem trifft dies auf alte Menschen zu. Ein Drittel der über 60-Jährigen und gar drei Viertel der über 70-Jährigen entwickeln im Zuge einer Influenza eine Bronchitis. Kommt es gar zu einer Lungenentzündung, so sind in dieser Altersklasse viele Todesfälle zu beklagen. In England heißt die Influenza deshalb auch «The old man's friend». Besonders gefährdet sind Bewohner von Altenheimen. Hier erkranken oft über 60% der Bewohner, und die Sterblichkeit ist häufig erschreckend hoch. Fast jedes vorbestehende Leiden kann sich bei einer Grippe verschlimmern, besonders augenfällig ist dies bei Atemwegserkrankungen. Allerdings habe ich auch schon wesentliche Besserungen von Asthmaerkrankungen nach überstandener Grippe erlebt. Bekannt ist auch die Verschlechterung eines Diabetes mellitus, der Zuckerkrankheit, bei Grippe. Ab und an kommt es bei der Influenza zu einer Myokarditis, einer Herzmuskelentzündung, die zu nachhaltiger Herzschwäche und Herzrhythmusstörungen führen kann. Die – glücklicherweise seltenen – Influenzatodesfälle bei zuvor gesunden jungen Erwachsenen werden für gewöhnlich auf eine solche Herzbeteiligung zurückgeführt. Gerade bei der 68er-Epidemie kam dies häufiger vor. Wahrscheinlich kommt es zu dieser Komplikation vor allem dann, wenn man sich bei der Erkrankung nicht schont und keine Bettruhe einhält.

Verschlimmerung vorbestehender Leiden

In Mexiko traten bei der neuen Grippewelle im Frühjahr 2009 auffallend viele schwere Krankheitsverläufe gerade bei jungen Erwachsenen auf. Man vermutet, dass dies daran liegen könnte, dass sie – anders als Ältere – noch keinen früheren Kontakt mit Influenzaviren hatten und dadurch noch keine Teilimmunität ausgebildet haben. Bisher (September 2009) zeigt sich in der Praxis jedoch in Europa keine besondere Gefährdung junger Erwachsener.

Weil die Influenza viele schon latent vorhandene oder gerade noch kompensierte Krankheiten zur Erscheinung bringen kann, ist bei älteren Menschen in den ersten drei Monaten nach dem Überstehen einer Grippe eine sogenannte «Übersterblichkeit» zu verzeichnen. Bei 70- bis 79-Jährigen beträgt diese 29 %, das heißt, dass in den ersten drei Monaten nach der Erkrankung ⅓ mehr Todesfälle auftreten, als dies für gewöhnlich zu erwarten wäre. Für die Lebensdekade darunter liegt die Übersterblichkeit noch bei 12 % und bei unter 60-Jährigen soll sie 5 % sein. Legt man die aktuellen Daten der Sterbetafeln des statistischen Bundesamtes zugrunde, so bedeutet dies, dass von 1000 75-jährigen Frauen (für Männer liegen die Zahlen etwas höher) innerhalb von drei Monaten nach der statistischen Erwartung 7,6 sterben, wurde vorher eine Grippe durchgemacht, so sind es 9,8, also etwa zwei Todesfälle pro 1000 Altersgenossen, die eine Grippe hinter sich haben, mehr. Bei den 65-Jährigen ist der Anstieg geringer, hier würden statistisch innerhalb eines Quartales unter 1000 Menschen

«Übersterblichkeit» bei älteren Menschen

28 Das Krankheitsbild der Grippe

Sorgsame Behandlung und vernünftiges Verhalten verringern das Risiko

2,5 Todesfälle erwartet, nach Grippe 2,8. Ich glaube, dass diese Übersterblichkeit allerdings durch sorgsame Behandlung und vernünftiges Verhalten verringert werden kann. Der Anstieg soll aber nicht verharmlost werden, zumal bei Hochbetagten mit steigendem Alter die Sterbezahlen naturgemäß steigen.

Die beschriebene Übersterblichkeit ist auch der Grund für die Empfehlung, bei über 60-Jährigen eine Grippe-Schutzimpfung vorzunehmen (siehe das Kapitel Grippe-Schutzimpfung, Seite 139 ff.). Leider sind mir keine statistischen Erhebungen über die Gesamtsterblichkeit ehemals Grippekranker einige Jahre nach Durchmachen der Krankheit bekannt. Nach dem oben Gesagten wäre allein infolge der Verbreitung der Krebskrankheit in der Bevölkerung und dem eindrucksvollen Effekt der Fieberkrankheiten auf das Erkrankungsrisiko nun ein statistischer «Vorteil» zu erwarten.

In Fieberkrankheiten liegen Gefahren und Entwicklungschancen

Wahrscheinlich hat es Sie erschreckt zu sehen, wie viel Leid Influenzaepidemien über die Menschheit gebracht haben und was für Gefahren für den einzelnen Grippekranken bestehen. Es ist wichtig, diese Seite nicht zu verharmlosen, ebenso bedeutsam ist es aber auch, die andere Seite zu sehen. In den Industrienationen ist Krebs heute die zweithäufigste Todesursache. Für das Jahr 2015 erwartet man, dass er die häufigste wird. Wenn durch Grippeerkrankungen auch nur ein Viertel dieser Fälle verhindert werden könnte – und wahrscheinlich ist, wie oben gezeigt wurde, der Anteil größer –, so würde ihr Nutzen für die Gesamtbevölkerung wahrscheinlich weit über ihren Gefahren liegen.

Für den Einzelnen liegen in Fieberkrankheiten Gefahren und Entwicklungschancen. Wie die Krise, die eine solche Erkrankung im Leben bedeutet, ausgeht, wird stark vom Umgang mit ihr beeinflusst. Konkrete Hinweise für Maßnahmen, die zu einem guten Verlauf beitragen, finden Sie in einem späteren Kapitel.

Zunächst soll aber darauf hingesehen werden, in welcher Situation Grippe und Erkältungskrankheiten auftreten.

Wann bekommt man eine Grippe oder Erkältungskrankheit?
Aspekte, die den Einzelnen betreffen

Seit dem Ende des 19. Jahrhunderts wurden die Erreger fast aller Infektionskrankheiten entdeckt. Sehr verbreitet ist die Meinung, eine Infektionskrankheit komme gesetzmäßig durch Ansteckung mit diesen Erregern zustande. Dass dies so einfach nicht ist, zeigt schon die Alltagserfahrung. Wenn es nur auf die Ansteckung ankäme, so müsste man als Arzt ständig krank sein, denn täglich begegnen uns «ansteckende» Patienten. Meistens sind in einer Familie nur einige Menschen von einem Infekt betroffen, und selbst bei einer so ansteckenden Krankheit wie den Windpocken kommt es vor, dass ein Geschwisterkind eines Kranken gesund bleibt und «seine» Windpocken erst ein oder zwei Jahre später bekommt. Es ist ausgeschlossen, dass es nicht auch zunächst schon genügend Kontakt mit dem Virus hatte, die Krankheit scheint für dieses Kind aber noch nicht «dran» gewesen zu sein.

Nicht jeder steckt sich an

Wir wissen heute sogar, dass bei 40 bis 70 % aller Gesunden im Rachen Pneumokokken, die häufigsten bakteriellen Erreger einer Lungenentzündung (Pneumonie), wachsen, ohne dass dies bei ihnen zu einer Erkrankung führt. Für Erreger der bakteriellen Hirnhautentzündung, des Scharlachs usw. finden wir ähnliche Verhältnisse – häufig vollkommen gesunde Menschen, bei denen sich aber die Keime nachweisen lassen. Offenbar besteht ein Gleichgewicht zwischen dem Erreger und der Abwehrfähigkeit seines Trägers, der ihn gleichsam «gezähmt» als «Hausgenossen» hält.

Krankheitserreger können auf den Schleimhäuten des Menschen leben, ohne ihn erkranken zu lassen

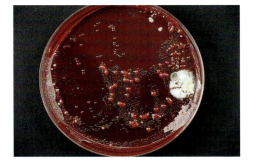

Agar-Platte mit Bakterienkulturen. Bei 40 bis 50 % aller Gesunden lassen sich im Rachen Krankheitserreger nachweisen, ohne dass diese eine Erkrankung auslösen.

Krankheiten brechen meist nicht zufällig aus

Auch zur Erkältungszeit kann eine Vielzahl von Krankheitserregern (Influenza-, Rhino-, Adeno-, Enteroviren etc.) vielerorts nachgewiesen werden, und doch erkrankt immer nur ein Teil derjenigen, die diesen Erregern ausgesetzt sind. Die Alltagserfahrung kann hier wiederum weiterhelfen. An sich selbst kann man beobachten, dass man oft dann eine fieberhafte Erkältungskrankheit bekommt, wenn einem «alles zu viel» ist, man «die Nase voll» hat und der Schnupfen dies nun auch leiblich zum Ausdruck bringt. Dem widerspricht nicht, dass viele Menschen gerade zu Urlaubsbeginn oder zum Zeitpunkt der Entlastung nach besonderer Anspannung krank werden. Solange man wirklich unverzichtbar ist und der Ausfall der eigenen Arbeitskraft eine Katastrophe bedeuten würde, kann man oft die letzten Reserven mobilisieren, wenn man dann aber «loslassen» kann, bricht oft eine bis dahin unterdrückte Krankheit aus.

Überbelastete Kinder

Bereits Kinder können solchen Mechanismen unterliegen. Mit Schule, Hausaufgaben, Instrumentalunterricht, Ballettstunde usw. sind sie oft einer auf Dauer krank machenden, permanenten Anspannung ausgesetzt, die durch die Krankheit schließlich unterbrochen wird. Schon Kleinkinder können mit Krabbelgruppe, Babyschwimmen, wechselnden Babysittern und Kindergarten mit großen Gruppen, in denen keine ausreichende Rückzugsmöglichkeit besteht, so überfordert sein, dass sie für Infekte anfällig werden. Der geradezu regelhafte Anstieg der Erkrankungshäufigkeit ab dem Beginn des Kindergartenbesuchs ist sicher nicht nur Resultat der vermehrten Ansteckungsmöglichkeit. Andererseits gehören häufige Atemwegsinfekte als normale Erscheinung ins Kleinkindalter. Das Immunsystem schult sich an ihnen und (wie oben gezeigt) kann Fieber in dieser Zeit der Gesundheit im Erwachsenenalter dienen. Auch in dieser Hinsicht ist es daher problematisch, jeden Temperaturanstieg sofort mit Fieberzäpfchen zu unterdrücken.

Bei Säuglingen und Kleinkindern kann eine auffällige Häufung von Infekten ein Hinweis auf eine beginnende Rachitis – letztlich eine «Lichtmangelkrankheit» (das Vitamin D, welches die Rachitis verhindern kann, wird in der Haut des Menschen unter Lichteinfluss gebildet) – sein. Gestei-

Zu viel Trubel im Alltag kann Kinder manchmal überfordern – was sie dann möglicherweise auch anfällig für Erkrankungen macht.

gerte Infektanfälligkeit bei Kleinkindern sollte daher zu einem Arztbesuch veranlassen.

Selbstverständlich gibt es auch Fälle (sie sind allerdings eher selten), in denen eine echte «Erkältung», eine Auskühlung durch unzureichende Kleidung, durch Einbrechen auf einem vereisten See oder Ähnliches, am Beginn eines «grippalen Infektes» steht. Es ist wichtig, durch Beachten des eigenen Wärmeorganismus möglichen Gefahren vorzubeugen (hierauf wird im Kapitel über Vorbeugungsmaßnahmen näher eingegangen, siehe Seite 170 f.).

Schließlich steht die Infektanfälligkeit in umgekehrt proportionalem Verhältnis zur Befriedigung, die einem seine Tätigkeit vermittelt. Es hat sich gezeigt, dass die Krankheitsrate in Industriebetrieben drastisch fällt, wenn von einer eintönigen Fließbandarbeit auf Tätigkeit in einem Team mit wechselnden Arbeitsabläufen umgestellt wird (übrigens konnte auch gezeigt werden, dass die Krankheitsanfälligkeit in nur mit Kunstlicht beleuchteten Werkshallen weit höher liegt als in Arbeitsräumen mit natürlicher Beleuchtung). Eine Arbeit ist umso belastender, je weniger Sinn in ihr erlebt werden kann. Je mehr man sich fremdbestimmt und in sinnloses Tun eingebunden erlebt, desto größer ist die Gefahr zu erkranken. Oft hat man auch den Eindruck, dass einseitig intellektuelle Kopftätigkeit die Anfälligkeit gegenüber der Grippe steigert. Eine reine Bildschirmarbeit, die nur die Denktätigkeit fordert, lässt ebenso wie viel Fernsehen, Computerspiele etc. den Bereich des «unteren Menschen» unversorgt. Es wird keine Wärme gebildet, keine leibliche Tat verwirklicht. Mit der Zeit fühlen sich viele Menschen dann erschöpft und anfällig. Manchmal kann dann gerade in der Krankheit ein Schritt zu einer Erweiterung der Lebensbezüge und sinnvollen Lebensperspektiven, die über das bloß Materielle hinausgehen, gelingen.

Bedeutung befriedigender Arbeitsverhältnisse

Einseitig intellektuelle Tätigkeit steigert Anfälligkeit

Über den Einzelnen hinausgehende Aspekte

Nun gibt es aber gerade bei der «echten» Virusgrippe, der Influenza, Seuchenzüge, die große Teile der Bevölkerung eines Landes, eines Kontinents oder gar der ganzen Erde betreffen. Sicher sind nicht alle gleichzeitig überarbeitet oder fühlen Sinnlosigkeit ihrer Tätigkeit,

Überindividuelle Faktoren

Das Krankheitsbild der Grippe

auch wenn die Entwicklung unserer Gesellschaft dazu tendiert, dass von immer mehr Menschen solche Gefühle erlebt werden. Es müssen aber weitere überindividuelle Faktoren hinzutreten, um solche Seuchen zu erklären. Ganz sicher spielen hier auch Veränderungen des Erregers selbst eine Rolle.

Das Grippevirus

Die üblichen «Grippeerkrankungen» der feuchtkalten Jahreszeit verteilen sich auf eine ganze Reihe recht unterschiedlicher Viren. Am häufigsten sind in der Regel die Schnupfen- oder Rhinoviren, dann kommen die Parainfluenzaviren, die eigentlichen Influenzaviren, das Respiratory Syncytial Virus, die Adenoviren, Enteroviren usw. In den eigentlichen Grippezeiten wird einer dieser Erreger – meist ein Influenzavirus – führend und lässt sich nun bei den meisten Kranken nachweisen. Zum Zeitpunkt der Abfassung dieses Textes ist dies auf der Südhalbkugel der Erde (auf der jetzt Winterzeit ist) mit dem Virus der neuen «Schweinegrippe» der Fall. Es hat inzwischen weitgehend die bisher umlaufenden anderen Grippeviren verdrängt und es ist anzunehmen, dass in der kommenden Grippesaison Gleiches auf der Nordhalbkugel der Fall sein wird. Von den Influenzaviren im engeren Sinne gibt es die Großtypen A, B und C. Bei den weltweiten Grippepandemien handelt es sich praktisch immer um Influenzaviren der Gruppe A, was auch bei der aktuellen «Schweinegrippe» der Fall ist. Viren sind keine richtigen Lebewesen, außerhalb eines belebten Organismus sind sie nicht in der Lage, sich zu vermehren oder auch nur Stoffwechsel zu betreiben. Im Grunde sind sie nicht viel mehr als Vehikel für eine kleine Menge Erbsubstanz. Die meisten Viren lassen sich kristallisieren wie ein unbelebtes Mineral oder Salz und es gibt gute Gründe anzunehmen, dass Viren durch Abspaltungen aus Lebewesen entstanden sind. Da die Eiweißhülle vieler Viren empfindlich gegen Austrocknung und vor allem Sonnenlicht ist, erhält sich ihre Infektiosität besonders gut, wenn sie in kleine Wassertröpfchen eingebettet sind. Beim Husten und Niesen werden solche virushaltigen Tröpfchen von Mensch zu Mensch ausgetauscht, weshalb man von einer «Tröpfcheninfektion» spricht. Bei Nebel kann sich die Infektionsfähigkeit dieser Tröpfchen besonders gut erhalten,

Ein Influenzavirus wird führend

Viren als Abspaltungen aus Lebewesen

was einer der Gründe für die Grippehäufung im Winter ist. Allerdings hat sich gezeigt, dass die Übertragung von einer Hand (in die ein Kranker gehustet hat) auf die andere (eines Gesunden, der sie – nun mit Viren kontaminiert – zur eigenen Nase oder zum Mund führt) wohl noch häufiger ist als die durch Einatmen infektiöser Tröpfchen. Wenn Viren in lebende Zellen eindringen, gestalten sie deren eigene Lebensprozesse so um, dass diese nun weitgehend nur noch dem Virus dienen. Insbesondere wird die Zelle auf Produktion von Viren umgestellt. Diese leihen sich also gewissermaßen Lebendigkeit und Fortpflanzungsmöglichkeit von den Zellen und letztlich den Organismen, die sie befallen.

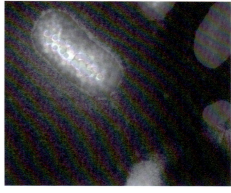

Elektronenmikroskopische Aufnahme von Grippeviren

Die meisten Viren sind genetisch stabil, das heißt sie werden sehr genau von den befallenen Zellen kopiert und gleichen einander exakt.

Wenn der Organismus sich einmal erfolgreich mit ihnen auseinandergesetzt hat, so ist er gegen eine erneute Infektion immun. Aus diesem Grund bekommt man in der Regel nur einmal im Leben Masern oder Röteln. Die Grippeviren verändern ihre Struktur durch genetische Mutationsvorgänge allerdings sehr stark, es entstehen dadurch immer wieder neue, etwas andersartig gebildete Grippeviren, die auch bei jemandem, der bereits einmal eine Grippe gehabt hat, erneut eine Grippe auslösen können. Deshalb entsteht keine dauerhafte Grippeimmunität. Aufgrund genetischer Besonderheiten ist die Variabilität der Oberflächenstrukturen der Influenza-A-Viren besonders groß. Die mit dem Immunsystem interagierenden Virusstrukturen werden Antigene genannt (was nichts mit den die Vererbung regelnden Genen zu tun hat). Durch sogenannte «Antigenshift» können sich die Influenza-A-Viren schlagartig stark verändern und so für das Abwehrsystem vieler Menschen so neu sein, dass die Erkrankungswahrscheinlichkeit groß und die Ausbreitungsmöglichkeit der Viren hoch ist; dies hat bei der Entstehung des neuen Virustyps A/H1N1 eine Rolle gespielt. Voraussetzung ist auf der anderen Seite allerdings immer auch, dass die Viren auf eine genügende Anzahl grippedisponierter Menschen treffen.

Weshalb man mehrfach an Grippe erkranken kann

Keine dauerhafte Grippeimmunität

Die Bezeichnung der Grippeviren

Grippeviren werden mit einem Code aus Buchstaben und Zahlen gekennzeichnet, man liest diese z.B. auf Impfstoffen, bei denen angegeben wird, welche Virusstämme zur Gewinnung dienten und gegen welche dieser nun helfen soll. «H» steht in dem Code für das Hämagglutinin, ebenso ein Eiweißbestandteil des Virus wie die Neuraminidase «N». Die an den Buchstaben anschließende Zahl bezeichnet die jeweilige Variante des Eiweißkörpers. H- und N-Typ können unabhängig voneinander wechseln. Für die Grippesaison 2007/2008 spielten z.B. ein H3N2- und ein H1N1-Virus der Gruppe A sowie eines der Gruppe B die wesentliche Rolle. Und so wurde beispielsweise der Erreger der asiatischen Vogelgrippe (die allenfalls ausnahmsweise von Mensch zu Mensch übertragen wurde) als H5N1 beschrieben, der Erreger der «Schweinegrippe» als A/H1N1 (da es zur Hauptgruppe A mit dem Hämagglutinintyp H1 und Neuraminidasetyp N1 gehört). Schließlich wird zur Kennzeichnung des Erregers immer noch der Ort genannt, in dem er erstmals isoliert wurde. Für die genannten aktuellen Viren sind das die Salomon-Inseln, Wisconsin und Malaysia. Allerdings muss der Ort der Erstisolierung nicht unbedingt mit dem Entstehungsort der neuen Virusvariante identisch sein. Es fällt

Die meisten Grippeviren stammen aus Asien

auf, dass viele Virusstämme eine «asiatische» Ursprungsbezeichnung tragen. Mancher erinnert sich vermutlich auch noch an die «Hongkong-Grippe» von 1968 und die «russische Grippe» des Jahres 1977. Tatsächlich ließ sich belegen, dass die meisten Grippevirusstämme, die sich in den letzten Jahrzehnten weiter ausgebreitet haben, ihren Ursprung in China hatten.[10] Über die Ursache dieses eigenartigen Faktums lässt sich derzeit nur spekulieren. Unter Virologen hat sich folgende Annahme durchgesetzt: Influenzaviren kommen nicht nur beim Menschen, sondern auch bei Schweinen, Haus- und Wasservögeln, seltener auch bei Pferden, Delfinen, Walen und Robben vor. Bei Letzteren ist ein Massensterben der letzten Jahre auf eine Grippeerkrankungswelle zurückgeführt worden. Eine nahezu panikartige Reaktion folgte 1997/98 dem Auftreten mehrerer Grippefälle mit zum Teil tödlichem Ausgang in Hongkong. Es ließ sich nachweisen, dass derselbe neue Virustyp bei Geflügel vorkam und nun auf den Menschen überwechselte. Ein solcher Artwechsel ist wahrscheinlich relativ häufig, so können sich umgekehrt auch Schweine an grippekranken Menschen anstecken. In Hongkong wurden alle Hühner und Enten

Austausch von Grippeviren zwischen Mensch und Tier führt zu neuen Virustypen

getötet, und eine weitere Ausbreitung der Krankheit konnte dadurch tatsächlich verhindert werden.

Da in Hongkong und Südchina Menschen, Geflügel und Schweine relativ nah zusammenleben, wird angenommen, dass es hier besonders leicht zum Austausch von Viren zwischen verschiedenen Arten kommen kann. Aber auch in den USA wurde ein solcher Wirtswechsel beobachtet. 1976 kam es in Fort Dix, New Jersey, zu einem Auftreten von Grippeviren beim Menschen, die zuvor nur bei Schweinen bekannt waren. Damals wurde eine weltweite Ausbreitung befürchtet und eine Impfaktion gestartet, die allerdings wegen gehäufter lebensbedrohlicher Nebenwirkungen in Form des Reye-Syndroms, einer Erkrankung, die Leber und Gehirn zerstören kann (siehe auch das Kapitel über Acetylsalicylsäure, Seite 86f.), vor allem aber wegen mehrerer hundert Fälle des zum Teil mit bleibenden Lähmungen einhergehenden Guillain-Barré-Syndroms wieder abgebrochen wurde. Dennoch blieben die Grippeerkrankungen auf Fort Dix beschränkt. Damals kam es zu nur einem Todesfall durch die Grippe, aber zu 25 Fällen durch einen nicht ausreichend geprüften Impfstoff.

Es gab schon einmal «Schweinegrippe»

Wahrscheinlich kommt es vor allem dann zu ausgeprägten Virusveränderungen, die dann auch bedrohlichen Charakter haben können, wenn sich in einem Lebewesen genetisches Material zweier Virusarten miteinander vermischt (z.B. ein Menschen- und ein Schweine- oder Vogelgrippevirus), wodurch das entstandene neue Virus ganz neuartige Eigenschaften annehmen kann.

Vermischung von genetischem Material führt zu neuen Erregern

Das Verhältnis von Erreger und Mensch

Auch wenn man ganz offenkundig nicht bestreiten kann, dass ohne einen spezifischen Krankheitserreger die entsprechende Krankheit nicht auftreten kann, so reicht seine Anwesenheit allein aber nicht aus, das Auftreten in einem individuellen Fall zu erklären.

Selbst in Epidemiezeiten erkrankt nie die ganze Bevölkerung. Einzelne bleiben gesund, obwohl sie wie alle anderen Kontakt mit dem Erreger hatten. Besonders eindrucksvoll wurde dies von Max von Pettenkofer gezeigt, einem bedeutenden Forscher des 19. Jahrhunderts, der sich vor allem mit der Erklärung und Verhütung von Seuchen

Kontakt mit Erreger allein reicht nicht

Selbst die Aufnahme großer Erregermengen muss nicht zur Krankheit führen – der Selbstversuch Pettenkofers

beschäftigte und erster Lehrstuhlinhaber für Hygiene war. Er stand in heftiger wissenschaftlicher Auseinandersetzung mit Louis Pasteur, der bereits viele Krankheitserreger entdeckt hatte und in ihnen die einzige Ursache der Seuchen sah. Auch das Cholerabakterium wurde von Pasteur entdeckt, das er als Ursache der oft tödlichen Durchfallerkrankung ansah. Pettenkofer aber betrachtete die Cholera als Folge ungesunden Wassers und Bodens und vertrat die Ansicht, dass gute Wohnverhältnisse in trockenen, lichten Häusern bei guter Ernährung Schutz bieten würden und die von Pasteur entdeckten Erreger allenfalls Symptom der Cholera, nicht aber ihre Ursache seien. So ließ sich v. Pettenkofer schließlich von Pasteur eine Flasche mit (nach Ansicht Pasteurs) tödlicher Dosis Cholerabakterien schicken. Unerschrocken tranken Pettenkofer und sein Assistent öffentlich den Flascheninhalt, um zu beweisen, dass er nicht die Kraft habe, bei einem ansonsten gesund lebenden Menschen Cholera auszulösen. Tatsächlich blieb v. Pettenkofer vollkommen gesund. Für ihn war dies ein schlagender Beweis seiner «Terrain-Theorie», dass nämlich «der Boden» über das Krankwerden entscheide. Interessanterweise – und das wird meistens nicht berichtet – erkrankte Pettenkofers Assistent für einige Tage an leichtem Durchfall, erholte sich aber rasch.

Angst erhöht das Ansteckungsrisiko

Nun könnte man im Sinne Pettenkofers annehmen, dass der – im Verhältnis zum berühmten Professor sicher vergleichsweise schlecht bezahlte – Assistent nicht ganz so komfortabel gewohnt haben mag wie Pettenkofer. Man könnte aber auch vermuten, dass er sich seinem Chef zuliebe an dem Experiment beteiligte, aber von der Richtigkeit der Theorie doch nicht ganz so überzeugt war wie der Meister. Eine gewisse Besorgnis über den Ausgang wäre ihm in diesem Fall nicht zu verdenken. Dies könnte ebenfalls erklären, dass er leicht erkrankte. Tatsächlich findet man nämlich in einer Vielzahl von Berichten, dass Pfleger von Seuchenopfern außergewöhnlich widerstandsfähig gegen eine Ansteckung zu sein schienen, wenn sie furchtlos waren, dass die Ängstlichen aber meist rasch von der Krankheit niedergestreckt wurden. Sehr eindrucksvoll schildert dies z.B. Mahatma Gandhi[11] in seiner Autobiografie. Er hat zu einer Zeit Pestkranke gepflegt, als es noch keine Antibiotikatherapie gegen den schwarzen Tod gab. Er und seine furchtlosen Helfer wurden nicht angesteckt, obwohl sie die Kranken wuschen und betteten, eine Krankenschwester dagegen, welche kaum

Furchtlosigkeit kann vor Ansteckung schützen

Berührung mit den Patienten hatte und zur Vorbeugung Brandy trank (ein damals durchaus gebräuchliches Vorgehen), starb dagegen bald.

Unter den seelischen Regungen ist es besonders die *Angst*, die ansteckend wirkt, von einem Menschen auf den anderen überspringen kann (zwar gibt es auch ansteckende Freude, ansteckendes Lachen, diese tun sich aber offenkundig schwerer, andere zu «infizieren»). Ängste können sich durchaus epidemisch ausbreiten, und sie tun dies besonders auch, wenn eine Seuche herannaht. Literarisch wurde diese Thematik von Albert Camus in seinem berühmten Roman «Die Pest» aufgegriffen. Teilnehmer des Zweiten Weltkrieges berichten immer wieder, dass eine infektiöse Gelbsucht (Hepatitis A) sich schlagartig immer vor einem geplanten Angriff – der natürlich für die Frontsoldaten mit größter Todesgefahr einherging – ausbreitete. Gerade auch schwere Grippepandemien fielen oft in Zeiten großer Verunsicherung durch Kriegseinwirkungen, wirtschaftliche und soziale Probleme usw. Solche Umstände betreffen naturgemäß ganze Völker, ja zum Teil die gesamte Weltbevölkerung.

Angst wirkt ansteckend

Ohne den Einfluss des Erregers leugnen zu wollen, können diese Faktoren dazu beitragen, dass nur zu bestimmten Zeiten aus der immensen Zahl der stets neu gebildeten Grippevirusstämme Einzelne sich über die ganze Erde ausbreiten können.

Schließlich soll noch auf einen zunächst ganz abgelegen anmutenden Aspekt geblickt werden, der für die zeitliche Ordnung der Grippepandemien bedeutsam sein könnte. Es wurde bereits erwähnt, dass der wissenschaftliche Name «Influenza» auf die heute zunächst so unwissenschaftlich klingende Annahme zurückgeht, die Grippe sei Folge des Einflusses («influenza») der Sterne.

Bestimmen kosmische Faktoren die Rhythmik der Grippepandemien?

Auch wenn viele der aufgezeigten Faktoren wie einseitige Kopftätigkeit, Überforderung oder Ängste Zeitprobleme sind, die große Teile der Bevölkerung betreffen, erklärt dies nicht die erstaunlich regelmäßige Wiederkehr von Grippepandemien, die sich über die ganze Erde ziehen. Im 20. Jahrhundert erschienen diese Seuchenzüge in

Warum kommen Grippepandemien in regelmäßigen Abständen?

Grippepandemien fallen in Zeiten maximaler Sonnenfleckenaktivität

ziemlich regelmäßigem 10- bis 11-Jahresabstand, wobei allerdings einige kleinere Verschiebungen vorkamen und die letzten nach diesem Rhythmus 1990 und 2001 zu erwartenden Pandemien ausgeblieben sind. Es sind zwar von virologischer Seite Hypothesen darüber gebildet worden, warum es gerade etwa 10 Jahre dauern soll, bis ein neuer Virustyp auftritt, der die Weltbevölkerung bedroht, sehr überzeugend sind die Argumente aber nicht. Es ist aus diesen Überlegungen heraus schwer einzusehen, warum nicht ein anderes zeitliches Intervall für die Entstehung eines neuen Virustyps möglich sein soll.

Wenn man den Blick weitet und vorurteilsfrei auf das Phänomen blickt, erscheint eine recht erstaunliche Korrelation. Es fielen nämlich alle Grippepandemien im 20. Jahrhundert mit Zeiten maximaler Sonnenfleckenaktivität zusammen. An der Oberfläche der Sonne lassen sich mit geeigneten optischen Instrumenten «Flecken» nachweisen, an denen die Sonne dunkler erscheint. An diesen Stellen treten an der Sonnenoberfläche starke magnetische Felder auf, durch welche die Strahlung der Sonne zurückgestaut wird. In diesen Regionen kommt es andererseits häufig auch zu gewaltigen Eruptionen, bei denen Sonnenmaterie ins Weltall geschleudert wird. Die Zahl und Ausdehnung dieser Flecken, die mit der magnetischen Aktivität der Sonne korrespondiert, unterliegt – aus noch nicht befriedigend geklärten Ursachen – einer regelmäßigen Rhythmik. Alle 11 Jahre erreichen sie ein Maximum an Ausdehnung und Intensität, das um mehr als das Zwanzigfache über dem Minimum liegen kann. Im Verlauf des 20. Jahrhunderts neigten die Sonnenfleckenzyklen zur Verkürzung, sodass sich zunächst nahezu alle 10 Jahre ein Maximum zeigte, auch hatte die Intensität der Maxima zugenommen. In den letzten Jahren wartete man dagegen vergeblich auf ein erneutes «Anspringen» der Sonnenfleckenaktivität. Ungewöhnlich lange wurden nahezu keine Flecken auf der Sonne entdeckt, ohne dass der Grund hierfür klar ist. Manche meinen, dass sich hier ein Zyklus besonders starker Sonnenfleckenaktivität vorbereiten könnte. Die NASA rechnet für 2009 mit einem erneuten Anstieg der Sonnenfleckenaktivität, für das Jahr 2013 wird ein neues Maximum prognostiziert.

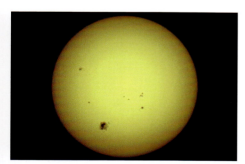

Sonnenflecken

Kosmische Faktoren **39**

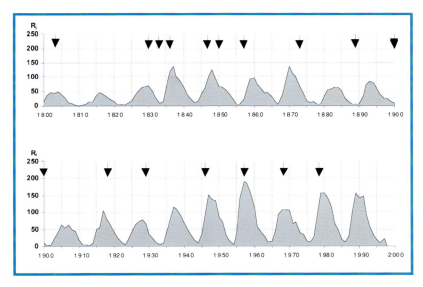

Der Zusammenhang von Grippepandemien und Sonnenflecken im 19. und im 20. Jahrhundert. Die Sonnenfleckenaktivität wird durch Jahresmittelwerte der internationalen Sonnenflecken-Relativzahl (R_i) beschrieben, ein 1852 von Rudolf Wolf entwickeltes Standardmaß zur visuellen Beurteilung der Sonnenaktivität, das bis heute in der internationalen Sonnenüberwachung gebräuchlich ist. Die schwarzen Pfeile ordnen die Grippepandemien den von Suitbert Ertel erhobenen Jahreszahlen zu.[12] (Die Graphik wurde freundlicherweise von Hartmut Ramm zur Verfügung gestellt.)

Einem heutigen Naturwissenschaftler scheint zunächst die Aussage, Sonnenfleckenaktivität und Grippepandemien seien ursächlich miteinander verbunden, von ähnlicher Qualität zu sein wie die Behauptung, der Klapperstorch bringe die Kinder. Tatsächlich ist die beschriebene Korrelation aber so regelmäßig, dass sie statistisch signifikant ist, das heißt, eine zufällige Übereinstimmung ist wenig wahrscheinlich. Diese Verhältnisse wurden in einer der renommiertesten Wissenschaftszeitschriften, der «Nature», ausführlich diskutiert,[13] wobei sich zeigte, dass die strenge Korrelation der sieben Pandemien im 20. Jahrhundert durch größere Unregelmäßigkeiten im 19. Jahrhundert erschüttert

Zufällige Übereinstimmung ist wenig wahrscheinlich

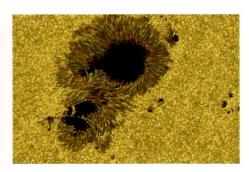

Durch ein Teleskop fotografierte Sonnenflecken

Viele Phänomene belegen den Einfluss kosmischer Wirkungen auf das Leben auf der Erde

wurde. Eine sehr gründliche Analyse der Daten des 18., 19. und 20. Jahrhunderts bestätigte aber schließlich den statistisch eindeutigen Zusammenhang.[14] Sowohl diese Literaturhinweise wie auch den ersten Hinweis auf den beschriebenen Zusammenhang verdanke ich dem Artikel «Zur kosmologischen Symptomatologie der Grippe» von Hartmut Ramm.[15] Dieser Autor hat auch das wichtige Buch «Der Sonne dunkle Flecken» (Dornach 1998) geschrieben, in dem das Phänomen der Sonnenflecken umfassend dargestellt und in einen größeren Zusammenhang eingeordnet wird.

Auch wenn man einen Zusammenhang zwischen Sonnenfleckenaktivität und Grippepandemien wohl anerkennen muss, bleibt doch sehr rätselhaft, wie er zustande kommt. Es ist offenkundig, wie sehr alles Leben auf der Erde von der Sonne abhängt. Sie spendet uns Licht und Wärme, die Substanzbildung der Pflanze, von der auch die Tiere und wir Menschen abhängig sind, ist ganz auf die Sonne angewiesen. Und auch Kohle, Öl und Erdgas sind aus Pflanzen entstanden, die vor Urzeiten Sonnenenergie in Substanz gebunden haben. Unsere Jahreszeiten sind durch den im Jahreslauf unterschiedlichen Winkel zwischen Erdoberfläche und Sonne bedingt – solche starken Einflüsse erkennt jeder an, aber dass die geringe Fläche der Flecken auf der Sonne ein Krankheitsgeschehen auf der Erde beeinflussen soll, erscheint den meisten Fachleuten als irrwitziger Mystizismus. Andererseits hat sich die Überzeugung der Wirkung scheinbar schwacher kosmischer Einflüsse inzwischen weit ausgebreitet. Es ist sogar schon ein dickes, streng wissenschaftliches Fachbuch erschienen, in dem eine Unzahl wissenschaftlich nachgewiesener Mondabhängigkeiten bei Lebewesen beschrieben ist. Das Buch trägt den provokativen Titel »Biologie des Mondes«.[16] Vor diesem Hintergrund kann man die Annahme von

Mondwirkungen auf Lebensgeschehen

Mondwirkungen auf Lebensgeschehen auf der Erde heute nicht mehr als Spinnerei abtun, wie dies noch vor wenigen Jahren üblich war. Insofern sollte man sich vorurteilsfrei auch auf unerwartete Sonneneinflüsse einlassen, auch wenn dies zu einer Renaissance der mittelalterlichen Annahme einer tatsächlichen «influenza», eines Einflusses des Kosmos auf das Grippegeschehen führt.

Wer das Glück hatte, die totale Sonnenfinsternis im Sommer 1999 bei unbedecktem Himmel zu erleben, dem wird wahrscheinlich ohnehin fühlbar sein, dass Sonne und Erde in einer sehr tiefen Weise verbunden sind. Schon die verblüffende Übereinstimmung der scheinbaren Flächen von Sonne und Mond, die nur vom Beobachtungsstandpunkt auf der Erde aus gilt und für die es keine einsehbare astronomische «Notwendigkeit» gibt, zeigt, wie genau der Kosmos «komponiert» ist.

Prinzipiell sind Wirkungen der Sonnenflecken im Bereich der Erde unbestritten. Man kann dies schon beim Radio- und Fernsehempfang oder beim Funkverkehr bemerken, die in Zeiten hoher Sonnenfleckenaktivität gestört sein können. Auch können empfindliche elektronische Geräte in Zusammenhang mit den «Magnetstürmen», die mit den Sonnenflecken verbunden sind, ausfallen, wie es sich im Sommer 2000 gelegentlich gezeigt hat. Noch viel eindrucksvoller ist das Erscheinen von Polarlichtern.[17] Diese kommen durch die Wechselwirkung von Kräften, die von der Sonne ausgehen, mit dem Erdmagnetfeld zustande. Im Jahr 2000 befanden wir uns wieder in einer Zeit höchster Sonnenfleckenaktivität, was dazu führte, dass Polarlichter, die sonst – ihrem Namen entsprechend – nur im hohen Norden oder tiefen Süden zu sehen sind, in diesem Jahr sogar in Süddeutschland beobachtet werden konnten. Auch Einflüsse der Sonnenflecken auf das Wetter, das Keimungsverhalten von Pflanzen, das Wachstum von Bäumen, das Fressverhalten von Termiten und die Flugaktivität von Insekten wurden wissenschaftlich belegt. In vielfacher Hinsicht kann man davon sprechen, dass im Sonnenfleckenmaximum eine vermehrte Unruhe auf verschiedenen Ebenen auf der Erde einsetzt.

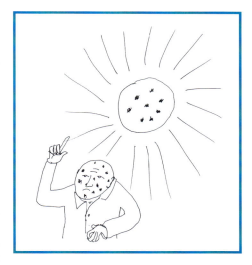

Rudolf Steiner, der Natur- und Geisteswissenschaftler, der die Anthroposophie begründet hat, sah schon 1920 – also längst bevor der Zusammenhang statistisch offenbar wurde – eine veränderte «Sonnentätigkeit» als Ursache einer Disposition für die Grippe.[18] Hartmut Ramm weist darauf hin, dass in der Begrifflichkeit der damaligen

Bestätigt sich Paracelsus' Aussage: «Wie oben so unten»? – Sonnenflecken haben Einfluss auf das Krankheitsgeschehen auf der Erde.

Bereits Rudolf Steiner sah veränderte Sonnentätigkeit als Ursache gesteigerter Grippedisposition

Naturwissenschaft «Sonnentätigkeit» unserem heutigen Begriff der «Sonnenfleckenaktivität» entspricht. Konkret wird die Neigung, an einer Grippe zu erkranken, nach Rudolf Steiner durch eine Beeinflussung des funktionellen Verhältnisses von Kopf und Brust bewirkt. Am Rande sei bemerkt, dass sich schon mehrfach zunächst sehr befremdlich erscheinende Aussagen Steiners zur Entstehung von Krankheiten bestätigt haben, so z.B. seine Aussage, dass Fleischverfütterung an Rinder dazu führen müsse, dass diese Herde «verrückt» würde. Dies wurde später darauf bezogen, dass bekanntlich Fleischmehlverfütterung zur Entstehung des Rinderwahnsinns (BSE) geführt hat. Vielleicht sind auch die Aussagen Steiners über Grippe und Sonnenaktivität ein Beispiel dafür, dass zunächst unverständliche Aussagen nach Jahrzehnten bestätigt und verstehbar werden. Eine ganze Anzahl solcher Fälle hat Friedwart Husemann in seinem Buch «Rudolf Steiners Entwicklung»[19] dokumentiert.

Weitere Aussagen, die sich bestätigt haben

In der Anthroposophischen Medizin wurden vielfältige Bezüge zwischen Sonne und Herz erarbeitet, jenem Organ, das pro Volumeneinheit weit mehr Wärme freisetzt als alle anderen Organe. So wie die Sonne Wärmezentrum unseres Planetensystems ist, ist dies das Herz im menschlichen Organismus. Das Herz ist auch das Organ des Mutes, nicht ohne Grund erhielt ein besonders Mutiger, «Beherzter» den Beinamen «Löwenherz». Es wurde schon angedeutet, dass einseitige intellektuelle Tätigkeit und Sinnes-Überlastung bei Vernachlässigung der «Herzkräfte», des fühlenden Miterlebens der Welt beim Einzelnen zur Grippe disponieren kann. Andererseits wurde die Rolle von Ängsten bei Infektionsgeschehen geschildert und wie beherztes, mitleidvolles Handeln (z.B. Gandhis bei den Pestkranken, des heiligen Franziskus bei den Aussätzigen usw.) einen – zumindest partiellen – Schutz vor Ansteckung bewirken kann.

Bezüge zwischen Sonne und Herz

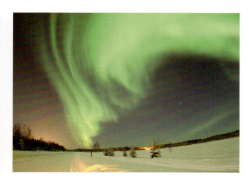

Polarlicht – ein weiteres, tief beeindruckendes Zeichen dafür, dass sich die Sonnenfleckenaktivität auf den Bereich der Erde auswirkt.

Verkürzend könnte man davon sprechen, dass gewissermaßen eine Rückstauung von Herzkräften durch Kopfkräfte anfällig für die Grippe macht. Wenn man dieses Bild einmal so stehen lassen möchte, so könnte man eine Entsprechung sehen zwischen den Kopfkräften des Menschen und den magnetischen Kraftwirkungen auf der Sonne, die das flutende Licht zurückstauen, in welchem man eine Entsprechung der erwärmenden und lichtvollen Herzkräfte erleben kann. Diese Kräfte sind es aber gerade, die für die Gesundheit im Bereich der Lunge und Atemwege wichtig sind, der für eine Auskühlung besonders empfindlich ist. Dieser Vergleich soll nicht zu der Annahme verleiten, die intellektuellen Kräfte und Sinneswirkungen seien gering zu schätzen, sie sind im Gegenteil für den Menschen sehr wesentlich, sie sollten im Gesunden lediglich in einem Gleichgewicht aufgehoben sein. Eine Überbelastung des Sinnesbereiches durch Fernsehen, Computerarbeit, Werbung in einer sich zunehmend «herzloser» zeigenden Welt droht die Gewichte einseitig zu verschieben.

Ein notwendiges Gleichgewicht muss gefunden werden

Diese Betrachtung mit ihrer Verschränkung des Blicks auf Kosmos und Mensch mag zunächst befremden, der Mensch ist aber aus der Entwicklung des Kosmos hervorgegangen. Während dies für die heutige naturwissenschaftliche Anschauung immerhin materiell gilt – alle Substanz entstammt kosmischen Sternenprozessen, die als «Kernfusionsvorgänge» begriffen werden –, so gilt dies für die anthroposophische Menschen- und Naturanschauung noch grundsätzlicher. Ihr zufolge hat der Mensch – der allerdings dabei nicht in seiner heutigen Gestalt gedacht werden darf, sondern als geistiges Wesen zu verstehen ist – in einer der heutigen Stofflichkeit vorausgehenden Weise von Anfang an die Entwicklung der Welt begleitet und sich selbst dabei entwickelt.[20] Etwas von dieser grundlegenden Verwandtschaft klingt auch bei Pierre Teilhard de Chardin an, der die gesamte kosmische Entwicklung auf den Menschen hin und über ihn hinaus zu Christus streben sieht.[21] Die Anschauung, dass der Mensch mit jeder Erscheinung des Kosmos verwandt ist, ja sich selbst durch die Stufen der kosmischen Erscheinungen hindurch entwickelt, ist ein Gehalt der Tiefenschicht fast aller Religionen (Andeutungen finden sich z.B. auch im Buch Hiob).

Mensch und Kosmos sind aufeinander bezogen, sie entstammen einer gemeinsamen Entwicklung

Besonders schön wird dies in einem Gedicht des islamischen Mystikers Maulana Dschelaleddin Rumi ausgesprochen, das im 13. Jahrhundert entstand und das neben der Verwandtschaft mit allen Wesen den Entwicklungsaspekt des Menschen durch Äonen wie auch das Geheimnis der Wiederverkörperung mitumfasst:

> Siehe, ich starb als Stein und ging als Pflanze auf,
> Starb als Pflanze und nahm drauf als Tier den Lauf.
> Starb als Tier und ward ein Mensch. Was fürcht' ich dann,
> Da durch Sterben ich nie minder werden kann!
> Wieder, wann ich werd' als Mensch gestorben sein,
> Wird ein Engelsfittich mir erworben sein,
> Und als Engel muss ich sein geopfert auch,
> Werden, was ich nicht begreif': ein Gotteshauch.[22]

Zwar ist hier die Beziehung zu den Planeten nicht unmittelbar ausgesprochen, doch liegt sie der Beziehung zu den verschiedenen Naturreichen implizit zugrunde, zumindest insoweit man sich die anthroposophische Auffassung zu eigen macht, dass die genannten Naturreiche in Zusammenhang mit differenzierten planetaren Entwicklungsstufen angelegt wurden.

«Pathologie der Sonne» beeinflusst Pathologie des Menschen

Wenn man den Menschen so als ein Wesen erlebt, das in Beziehung zu allem Geschehen im Kosmos steht, so kann man sich vorstellen, dass eine «Pathologie der Sonne» zumindest die Neigung zu ähnlichen Vorgängen im Menschen hervorruft. Es könnten dann durch kosmische Vorgänge wie die Sonnenflecken tatsächlich im Menschen vorhandene Einseitigkeiten so verstärkt werden, dass zumindest ein größeres Risiko für einen Krankheitsausbruch besteht. Ebenso wie der Kontakt mit Krankheitserregern aber nicht bei jedem zum Krankheitsausbruch führt, ist selbstverständlich auch bei einer entsprechenden kosmischen Konstellation ein Krankheitsausbruch nicht zwingend. Vielfältige individuelle Faktoren gehen sicher modifizierend ein. Auch Steiner betont bereits, dass nur diejenigen für eine weitere Störung ihres «Kopf-Brust-Rhythmus» durch die veränderte Sonnentätigkeit empfänglich seien, bei denen er bereits gestört ist.

Himmelserscheinungen und Krankheitsentwicklung sind nicht zwingend miteinander verknüpft

Es wäre also ganz falsch, einen Automatismus zwischen Himmelserscheinung und irdischer Krankheitsentwicklung anzunehmen. Zu Fatalismus besteht keinerlei Anlass. Wohl aber mögen diese Ausführungen vielleicht zumindest ahnen lassen, wie die statistisch gesicherten Zusammenhänge ursächlich bedingt sein mögen und es zustande kommt, dass große Menschenmengen für eine epidemische Krankheit anfällig werden. Dabei soll auch nicht verschwiegen werden, dass die

Annahme solcher Zusammenhänge auch unter anthroposophischen Ärzten kontrovers diskutiert wird und viele Forschungsfragen offen sind. Nicht zuletzt ist festzustellen, dass der im Frühjahr 2009 aufgetretene Grippeausbruch nicht mit einem Sonnenfleckenmaximum zusammenfällt (allerdings vermutlich mit dem Beginn eines neuen Anstiegs). Ob dies ein Hinweis darauf ist, dass die Gefahren doch nicht so groß sind, oder ob es im Lauf der Zeit noch zu Änderungen des Erkrankungsbildes kommen wird, die dann möglicherweise mit Änderungen der Sonnenfleckenaktivität verknüpft sind, wird man abwarten müssen.

Neue Erreger und Epidemien

In den letzten Jahren hat es mehrere Ausbrüche von Influenza und grippeähnlichen Erkrankungen gegeben, die alle mit einer großen Beunruhigung der Bevölkerung einhergingen, weil in der Öffentlichkeit die Vermutung gestreut wurde, es könne sich um den Beginn einer neuen und gefahrvollen Pandemie handeln. Es soll gar nicht in Abrede gestellt werden, dass eine solche wieder auftreten kann. Es darf aber festgestellt werden, dass in der ersten Auflage noch geschrieben werden konnte, die schweren Grippeseuchenzüge vom Anfang und der Mitte des 20. Jahrhunderts seien eigenartigerweise fast in Vergessenheit geraten. Das kann heute so nicht mehr gesagt werden. Ganz im Gegenteil wird bei jeder neuen Grippewelle an den katastrophalen Ausbruch um 1918 erinnert und das Gespenst von vielen Millionen Grippetoten beschworen. Es mag viele Ursachen für diesen Bewusstseinswandel geben, die zumindest zum Teil auch mit Einzelinteressen zu tun haben könnten (der Absatzmarkt für schlechte Nachrichten ist bekanntlich besonders gut, wirtschaftliche Interessen durch zwischenzeitlich auf den Markt gebrachte neue Grippemedikamente mögen beteiligt sein).

Beunruhigung der Bevölkerung

Andererseits hat die hohe Aufmerksamkeit für Neuausbrüche grippeartiger Krankheiten wahrscheinlich auch zunächst dazu beigetragen, sie weitgehend auf die Ursprungsherde zu begrenzen. Im Jahr 2009 ist dies allerdings mit dem Ausbruch der mexikanischen «Schweinegrippe» nur kurzzeitig der Fall gewesen, wobei diese – zu-

Hohe Aufmerksamkeit für Neuausbrüche

46 *Das Krankheitsbild der Grippe*

mindest zum Zeitpunkt der Abfassung dieses Textes – erfreulich mild zu verlaufen scheint und von den vielen hunderttausend daran erkrankten Patienten die allermeisten ohne Komplikationen wieder gesund geworden sind. Insgesamt seltene gefährliche Verläufe traten vor allem dann auf, wenn gleichzeitig schwere andere Erkrankungen vorlagen oder die allgemeine gesundheitliche Situation im Land prekär war. Im Unterschied zur «gewöhnlichen» Influenza scheint die «Schweinegrippe» zumindest in Europa gerade bei älteren Patienten (genannt wird hier oft die Angabe «jenseits des 58. Lebensjahres») eher mild zu verlaufen. Wahrscheinlich liegt dies daran, dass ein ähnliches Virus vor Jahrzehnten schon einmal Grippeerkrankungen ausgelöst hat und dadurch bei älteren Menschen, die in ihrer Kindheit oder Jugend damit Kontakt hatten, jetzt eine (Teil-)Immunität besteht. Auch wenn sich diese Krankheit bei uns nicht als große Gefahr erweist, muss man allerdings bedenken, dass zunächst in den meisten Fällen ein schweres Krankheitsgefühl besteht und auch mit einer längeren Erholungszeit zu rechnen ist, die Krankheit also nicht unterschätzt werden darf.

(Teil-)Immunität durch frühere Kontakte

Aber schon vor dem Auftreten dieser neuen Influenza-Variante hat es neue Krankheitswellen gegeben: Die ersten Neuausbrüche im 21. Jahrhundert ereigneten sich wie schon so oft in Asien. Zunächst war da Anfang des Jahres 2003 das Auftreten der später «SARS» genannten schweren fieberhaften Atemwegsinfekte, die auffallend häufig in schwere und bedrohliche Lungenentzündungen übergingen. Zunächst wurde an eine neue Influenza-Infektion gedacht, es stellte sich dann aber heraus, dass veränderte Coronaviren verantwortlich waren. Dies zeigt erneut, wie der echten Grippe ähnliche Krankheitsbilder durch andere Erreger ausgelöst werden können. Wahrscheinlich in Zusammenhang mit einer konsequenten Isolierung der Erkrankten und einer Überwachung der Flugreisenden, die nur im Fall einer normalen Körpertemperatur weiterreisen durften, wurde der Höhepunkt dieser Erkrankungswelle schon im Mai 2003 erreicht. Im Verlauf des Sommers 2003 erlosch sie nahezu völlig.

SARS

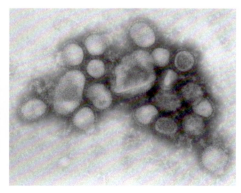

Elektronenmikroskopische Aufnahme des «Schweinegrippe»-Virus A/H1N1

Viele Ängste rief auch die in Asien um das Jahr 2005 ausgebrochene Vogelgrippe aus. Bei ihr kam es in einem erschreckend hohen Prozentsatz (bis 50 %!) zum Tod der Erkrankten. Die Angaben darüber, ob Virustatika (siehe Seite 74 ff.) zumindest bei einem Teil der Patienten wirksam waren, sind widersprüchlich. Ein besonderer Anlass zur Beunruhigung bestand darin, dass tatsächlich ein ganz neuer Typ von Influenzavirus (H5N3) isoliert werden konnte, bei dem angenommen werden musste, dass auch Menschen, die schon früher in ihrem Leben eine echte Grippe durchgemacht haben, keine (Teil-)Immunität aufweisen. Zumindest im Ansatz wurde erkannt, weshalb eine so ungewöhnlich hohe Sterblichkeit auftrat. Neben möglicherweise bei den Betroffenen schon vorausgehend bestehenden Schwächungen scheinen Eigenschaften des Virus eine Rolle zu spielen, welche zu einer überschießenden Entfesselung von Entzündungsmechanismen führen, die eigentlich der Virusabwehr dienen sollten. Es gibt gute Gründe anzunehmen, dass Ähnliches auch bei der schweren Grippe 1918 der Fall war. Dann stellte sich heraus, dass die asiatischen Krankheitsfälle zumeist nur jeweils innerhalb einer Familie auftraten und auch nur bei Familien, die Vögel (meist Hühner) hielten und eng mit ihnen zusammenlebten (auf diese Ursache des Auftretens neuer Grippeviren wurde schon im Kapitel über das Grippevirus auf Seite 32 ff. eingegangen). Schließlich wurde erkannt, dass das Virus in den Vögeln entstanden war (möglicherweise durch Austausch von genetischem Material zwischen Vogel- und Menschenviren) und wirksam bzw. in großem Maßstab nur unter Vögeln ausgetauscht wurde, dass vereinzelte Ansteckungen von Vögeln auf Menschen vorkamen, wenn ein sehr enger Kontakt bestand, eine Ansteckung von Mensch zu Mensch aber nicht auftrat, was die Voraussetzung für eine epidemische Ausbreitung wäre.

Vogelgrippe

Enges Zusammenleben mit infizierten Vögeln

Um eine Ausbreitung in den asiatischen Hühner- und Entenvogelbeständen zu vermeiden, wurden Millionen Haustiere getötet. Krankheitsfälle beim Menschen sind seither auch in Asien kaum noch aufgetreten (bei uns kamen sie ohnehin nicht vor), allerdings konnte das Virus in Wildvögeln nachgewiesen, im Zuge des Vogelfluges offenbar immer wieder auch in unsere Breiten transportiert und bei verendeten Wildvögeln gefunden werden. Eine wesentliche Gefahr für den Menschen geht bei uns davon nicht aus, dagegen könnte gegebenenfalls

Wildvögel

Hausgeflügel angesteckt werden und bei ihm besonders unter Massentierhaltungsbedingungen eine rasche Ausbreitung erfolgen. Dies wäre zunächst vor allem für die Tiere selbst gefährlich. Sollte es bei Geflügel jedoch dazu kommen, dass es gleichzeitig mit dem neuen Vogelgrippevirus und einem «üblichen» Menschengrippevirus angesteckt wird, so wird spekuliert, dass es zu einem erneuten Austausch von Erbinformation und damit zu einem nun auch von Mensch zu Mensch übertragbaren neuen Virus kommen könnte. Um dies zu verhindern, wird die Zahl der Menschen, die Zutritt zu Massentierhaltungsbetrieben haben, beschränkt; Personal mit akuten Infektionen der Atemwege muss sich von den Tieren fernhalten, und für diese Personengruppe werden Grippe-Schutzimpfungen empfohlen, damit sie nicht durch eine eigene Erkrankung Menschengrippeviren auf die Vögel übertragen kann (was allerdings ohnedies schwierig ist und nur ausnahmsweise erfolgt).

Erneuter Austausch von Erbinformation

Glücklicherweise scheint bei uns in letzter Zeit das neue Vogelgrippevirus bei Wildvögeln immer seltener geworden zu sein, und gegenwärtig wird das Verbreitungsrisiko nicht als sehr groß eingestuft.

«Schweinegrippe»

Ganz anders sind die Verhältnisse bei der mexikanischen «Schweinegrippe» (A/H1N1), die einen unglücklichen Namen trägt, weil er eine Analogie zur vorgenannten Vogelgrippe vermuten lässt. Es wurde schon darauf hingewiesen, dass Schweine bei der Entstehung neuer Virustypen eine Rolle spielen können. In mancher Beziehung stehen sich Schweine und Menschen biologisch nahe, und so können sie auch von verwandten Erkrankungen betroffen werden. Besonders leicht können Schweine mit Menschengrippeviren angesteckt werden, die sich unter Umständen dann mit Tierviren vermischen und so neue Eigenschaften erlangen können. Dass das Hausschwein diesbezüglich eine Sonderstellung einnimmt, liegt an seiner bereits erwähnten verblüffenden biologischen Nähe zum Menschen (in anderer Weise kann man in ihm eine Art Gegenbild zum Menschen sehen). Das lässt sich schon äußerlich erkennen. So entspricht sein Magen-Darm-Trakt dem unseren viel mehr als der anderer Haustiere, und auch die weitgehend haarlose Haut ist unserer verwandter als die anderer Tiere. Gegenüber einer ganzen Anzahl von Erregern besteht bei Mensch und Schwein eine ähnliche Anfälligkeit. Schon vor Jahren wurde in einem Fachartikel das Schwein als «mixing vessel» für Menschen- und

Sonderstellung des Hausschweins

Tierviren bezeichnet und damit vor Versuchen gewarnt, Schweineorgane auf Menschen zu transplantieren, da dies mit unkalkulierbaren virologischen Gefahren verbunden sein könne. Vielleicht erfährt auch die Ablehnung von Schweinefleischkonsum bei Juden und Muslimen im Hinblick auf diese Tatsachen eine neue Beleuchtung. Zwar ist der Genuss von gut gegartem Schweine- (wie auch Vogel-)fleisch hinsichtlich einer möglichen Ansteckung durch Viren unbedenklich, wo aber keine Schweine gegessen werden, werden sie auch nicht in großen Zahlen gehalten und können so nicht zur Ausbreitung neuer Krankheiten beitragen.

Schweinefleischkonsum

Im Frühjahr 2009 kam es in Mexiko zu einer zunehmenden Zahl von fieberhaften Atemwegsinfektionen, für die schließlich ein neuer Grippevirustyp verantwortlich gemacht werden konnte. Ein direkter Zusammenhang mit Schweinen war in Mexiko nicht beobachtet worden, allerdings konnte mit genetischen Untersuchungsmethoden eine Verwandtschaft des neuen Virus mit bekannten Schweinegrippeviren (die immer im Umlauf sind und nichts Ungewöhnliches darstellen) wahrscheinlich gemacht werden. Später wurde auch berichtet, dass die ersten Erkrankungen beim Menschen in der Nähe eines riesigen Schweinemastbetriebes aufgetreten sein sollen.

Zunächst alarmierten erschreckend hohe Angaben zur Sterblichkeit die Weltöffentlichkeit. Hunderte von Grippetoten sollte es innerhalb kurzer Zeit gegeben haben. Bereits nach mehreren Tagen wurden diese Zahlen relativiert und auf weniger als ein Zehntel herabgesetzt. Die Alarmstimmung hatte sich jedoch bereits verbreitet. Was war die Ursache dieses Missverhältnisses? Zum Zeitpunkt der Abfassung dieses Textes sind die Verhältnisse noch unübersichtlich, es zeichnet sich aber ab, dass es eine ganze Reihe von Gründen gab. In Mexiko, einem Land mit erheblichen wirtschaftlichen Problemen, haben nur wenige Menschen Zugang zu einer gesundheitlichen Versorgung, die der in hochindustrialisierten Ländern entspricht. Vor allem am Anfang des Grippeausbruches gab es zudem kaum Möglichkeiten, bei einem einzelnen Patienten das tatsächliche Vorhandensein des Virus zu prüfen. So wurden oft Patienten, die an Atemwegserkrankungen ganz anderer Ursache (Lungenentzündung, Asthma bronchiale – Mexico City hat weltweit mit die schlimmste Luftverschmutzung – etc.)

Ursprüngliche Annahmen zur Sterblichkeit waren weit überhöht

Zählungsmethode

gestorben waren, als Grippetote gezählt. Man mag ein solches Vorgehen für fahrlässig halten, es ist aber auch in stärker industrialisierten Ländern in ähnlicher Weise nicht unüblich. So kommen auch die für Deutschland immer wieder mitgeteilten erschreckend hohen Zahlen von mehreren zehntausend Grippetoten in jedem Winter nicht etwa durch den Nachweis eines grippebedingten Todesfalles beim einzelnen Patienten und deren einzelne Zählung zustande. Vielmehr wird die im Winter bzw. in einer Grippesaison beobachtete «Übersterblichkeit» im Vergleich zu einem außerhalb gelegenen Zeitraum pauschal als grippebedingt gewertet (obwohl sie im Einzelfall z.B. auch durch glatteisbedingte Unfälle zustande gekommen sein könnte). Würde man die Fälle zählen, bei denen eine Verursachung durch Influenza wirklich nachgewiesen ist, so käme nur ein winziger Bruchteil der genannten Zahlen zustande (tatsächlich gab es im Zeitraum von 1998 bis 2007 in ganz Deutschland in keinem Jahr mehr als 70 Todesfälle, bei denen ein Grippevirus als Ursache eindeutig nachgewiesen war, in vielen Jahren waren es sogar deutlich weniger).

Probleme beim Erstellen der Statistik

In Mexiko hat es aber offenbar weitere Probleme gegeben: So wird berichtet, dass es zu einem Kommafehler in der Statistik gekommen sei und damit die Zahlen versehentlich verzehnfacht wurden. Wenn dem tatsächlich so gewesen sein sollte, so läge derselbe Irrtum vor, der dazu geführt hat, dass Kinder über Generationen hinweg wegen seines angeblichen Eisengehaltes zum Spinatessen angehalten worden sind. Schließlich stellte sich heraus, dass bei einer Analyse des Gemüses vor Jahrzehnten ein Kommafehler gemacht und von Lehrbuch zu Lehrbuch ohne erneute Prüfung immer weitergetragen worden war, obwohl sich der Eisengehalt des Spinats nicht wesentlich von anderem grünem Gemüse unterscheidet. Im Vergleich damit wurde der Fehler in Mexiko rasch erkannt.

Virologische Sicherung lückenhaft

Im weiteren Verlauf soll in Mexiko nach der Etablierung von Tests für das neue Virus angesichts der begrenzten Mittel nur bei den am schwersten erkrankten Patienten eine virologische Sicherung durchgeführt worden sein. Dass bei den Schwerkranken aber eine höhere Sterblichkeitsrate zu beobachten ist als wenn auch die Leichtkranken erfasst worden wären, ist nur natürlich. Jedenfalls zeigte sich, dass nach der Ausbreitung dieses Grippevirus – das im Gegensatz zur erwähnten Vogelgrippe relativ leicht von Mensch zu Mensch weiterverbreitet werden kann – in andere Länder (zunächst vor allem die USA, später aber auch nach Deutschland) eine nur geringe Sterblichkeit zu beobachten war, die eher unterhalb der «gewöhnlicher» bekannter Grippeviren liegt. Schließlich wurde dann (in Kanada) tatsächlich auch die Ansteckung von Schweinen durch das neue Virus beobachtet, die allerdings anscheinend ebenfalls rasch wieder gesund wurden.

Bei uns verläuft die «Schweinegrippe» recht mild

Zwischenzeitlich ist die «Schweinegrippe» in Mexiko weitgehend erloschen, wozu wahrscheinlich die dort getroffenen einschneidenden Maßnahmen wesentlich beigetragen haben. Wirksam war wohl weniger das (recht medienwirksame) Tragen von Atemmasken als die Vermeidung von Ansteckungsmöglichkeiten durch intensive öffentliche Kontakte in Schulen, öffentlichen Verkehrsmitteln oder Kirchen. Vielleicht erscheint die weitgehende Einschränkung des öffentlichen Lebens für mehrere Tage im Rückblick angesichts der erkannten relativen Harmlosigkeit des Virus als etwas übertrieben, es zeigte sich aber, auf welche Weise die Verbreitung einer solchen Infektion relativ wirksam eingedämmt werden kann. Allerdings hat sich die Ausbreitung in andere Länder dadurch nicht stoppen lassen, und in der Tat ist dies in Zeiten des Massentourismus und internationalen Flugverkehrs auch wohl kaum möglich. Inzwischen ist das neue Grippevirus des Typs A/H1N1 in fast allen Ländern aufgetreten und breitet sich auch in Deutschland zunehmend aus. Glücklicherweise sind die hierdurch verursachten Krankheitsbilder nicht anders und nicht schwerer als sonst auch bei Grippeerkrankungen, und die Sterblichkeit scheint eher geringer als bei gewöhnlichen Epidemien zu sein. So meldet das Robert-Koch-Institut Mitte September 2009 mehr als 19.000 bestätigte Erkrankungen an der neuen Grippe, aber keinen einzigen offiziell bestätigten Todesfall daran in Deutschland. Sicher ist es dennoch richtig, dass von der WHO die Regierungen der Staaten weiter zu Schutzmaßnahmen für ihre Bevölkerung aufgerufen werden, weil eine weitere Verände-

Maßnahmen zur Eindämmung

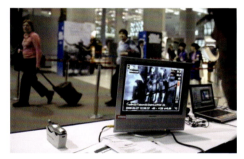

Nach dem Ausbruch der «Schweinegrippe» in Mexiko wurden in manchen Ländern Passagiere auf Flughäfen mit Wärmebildkameras auf eine möglicherweise erhöhte Körpertemperatur untersucht. Die Ausbreitung einer Grippe in andere Länder lässt sich dadurch eventuell etwas eindämmen, aber meist nicht verhindern.

rung des Virus und damit Gefährlichkeitssteigerung nicht auszuschließen ist und auch jetzt der Krankheitsverlauf in Schwellenländern mit geringerem Lebensstandard und schlechterem Gesundheitssystem häufig schwerer ist. Bemerkenswert ist, dass offenbar gerade ältere Menschen – im Gegensatz zur sonstigen saisonalen Influenza – wenig anfällig sind. Sollte sich der in diesem Buch beschriebene (und übrigens auch in der englischsprachigen Wikipedia als Tatsache berichtete) Zusammenhang zwischen Sonnenfleckenaktivität und Grippepandemien erneut bestätigen, so erscheint es als beruhigend, dass wir uns 2009 noch (vielleicht am Ende) eines Zeitraumes minimaler Aktivität befinden.

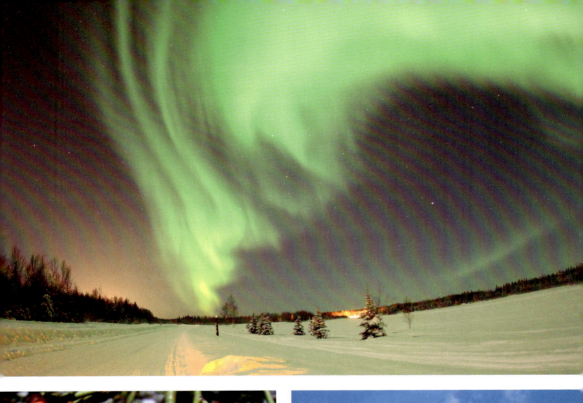
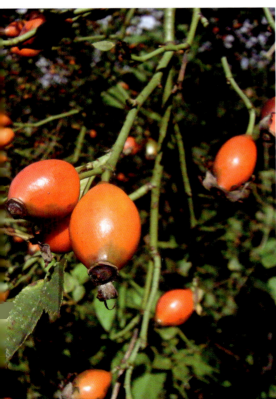
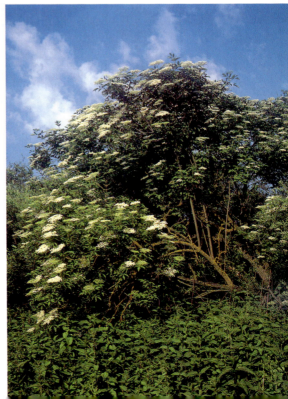

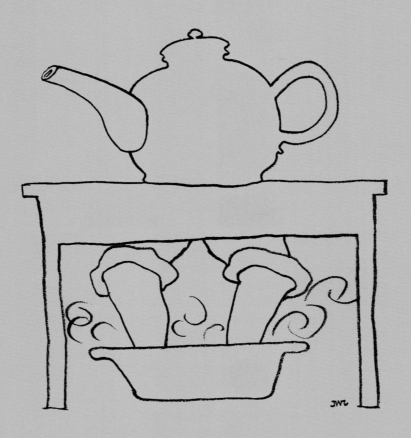

Die Behandlung von Grippe und Erkältungskrankheiten

Was kann man nun tun, wenn man das Heraufziehen einer Erkältung oder einer Grippe bemerkt?

Von Medikamenten zur Erkältungsbehandlung ist im nächsten Kapitel die Rede. Sehr wesentlich sind aber auch nicht medikamentöse Anwendungen.

Stabilisieren der Wärme. Bettruhe

Von zentraler Bedeutung ist ein richtiger Umgang mit der Wärme. Häufig ist ein Gefühl des Fröstelns erstes Krankheitszeichen. Dem sollte man nachgeben und sich warm halten. Zumindest wenn wirklich Fieber oder stärkeres Krankheitsgefühl auftritt, sollte man sich ins Bett legen. Sehr angenehm kann es sein, wenn dieses mit zwei Wärmflaschen vorgewärmt wurde.

Erste Krankheitszeichen

Wenn eine Ursache der Grippe in einer überfordernden Einseitigkeit des Lebens besteht, so ist die Bettruhe, das radikale Heraustreten aus dem Alltag und seinen Verpflichtungen, eine sachgemäße Reaktion, um wieder zu sich zu kommen. Wenn es einem wieder besser geht, kann die Bettruhe die lang ersehnte Möglichkeit bieten, wieder einmal ein Buch zu lesen, nachzudenken, welche neuen Schritte man im Leben tun möchte usw. Wer als Kind erlebt hat, dass sich die Mutter ans Bett des kranken Kindes setzt, ihm eine Geschichte erzählt oder einfach nur ruhig da ist, der verbindet gute Erinnerungen mit der Bettruhe. An diesem Beispiel wird aber schon deutlich, dass der Sinn der Bettruhe nur erfüllt werden kann, wenn es jemanden gibt, der den Kranken pflegt. Muss er selbst aufstehen, das Essen zubereiten, die Decke ausschütteln, so ist die Gefahr, sich zusätzlich zu «erkälten», groß und kann keine wirkliche Ruhe entstehen. Es ist für

Bei Fieber ist Bettruhe hilfreich

Pflege ist wünschenswert

den Kranken ungemein wohltuend, wenn er diese Aufgaben abgenommen bekommt. Man wird auch staunen, welchen Einfluss es auf das Befinden hat, wenn ein schöner Blumenstrauß oder ein Bild so aufgestellt wird, dass der Kranke diese vom Bett aus sehen kann. Man kann erleben, dass von einer einfachen Wahrnehmung des Schönen Heilungskräfte ausgehen. Man kann aber auch empfinden, dass die Vielfalt der Eindrücke beispielsweise beim Fernsehen gerade nicht guttut, Kopfschmerzen auslösen kann, entkräftet.

Gefahren durch ständiges Liegen

So wichtig Bettruhe ist, so kann sie aber auch Gefährdungen mit sich bringen. In der Ruhe werden die Beinvenen geringer vom Blut durchströmt, was ungünstigenfalls zu Thrombosen führen kann, die mit der Gefahr einer Verschleppung von Gerinnseln verbunden sein können, was zur gefährlichen Lungenembolie führt. Bei besonderer Gefährdung wie vorausgegangenen Thrombosen, Thromboseneigung in der Familie, «Krampfadern» oder einer längeren Liegedauer müssen unter Umständen blutgerinnungshemmende Maßnahmen (z.B. Heparin-Spritzen) getroffen werden. Auch wenn die Thrombosegefahr mit steigendem Lebensalter ansteigt, können prinzipiell auch junge Menschen betroffen sein. Bei Kindern stellen sie dagegen ausgesprochene Raritäten dar.

Zwischendurch kurz aufstehen

Wenn die genannten Risikofaktoren nicht bestehen, genügt es bei kürzerer Bettruhe meistens, wenn man regelmäßig alle zwei Stunden (z.B. für den Gang zur Toilette, sonst auch ohne äußeren Anlass) aufsteht (selbstverständlich muss man sich – z.B. durch einen Bademantel – vor Auskühlung schützen), um etwas zu gehen, im Bett gelegentlich mit erhobenen Beinen «Rad fährt» oder die Muskeln von Wade und Oberschenkel immer wieder rhythmisch anspannt und auf Pflege der Beine achtet. Ich empfehle bei längerer Bettruhe dem Waschwasser *Aesculus/Prunus-comp.-Essenz* zuzusetzen und z.B. Venadoron® im Bereich der Waden und Oberschenkel einzureiben. Im Zweifel sollte man aber mit seinem Hausarzt sprechen, um die Frage weitergehender Maßnahmen zu klären.

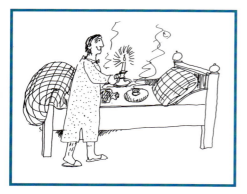

Zentrale Maßnahme zur Stabilisierung der Wärme ist Bettruhe.

Die Möglichkeit schwerer Grippekomplikationen am Herzen wurden bereits erwähnt. Sollte es zu verstärkter Abgeschlagenheit oder gar Atemnot kommen, nachdem die ursprünglichen Krankheitserscheinungen schon gebessert waren, so ist immer auch an diese Möglichkeit zu denken.

Weitere Komplikationen

Bäder

Verbreitet ist es auch, ein «Erkältungsbad» zu nehmen. Vor allem wenn man es selbst nicht schafft, Fieber zu entwickeln, kann ein sogenanntes «ansteigendes» Bad angenehm sein. Es wird dazu die Badewanne zunächst etwa halb mit körperwarmem Wasser gefüllt. Nach dem Hineinsteigen lässt man langsam warmes Wasser nachlaufen, bis eine Temperatur von etwa 39 °C erreicht ist. Das Bad sollte nicht zu lange ausgedehnt werden, nach spätestens 20 Minuten sollte man ins vorgewärmte Bett gehen. Es ist aber zu beachten, dass Vollbäder den Kreislauf belasten, weshalb man bei auch nur geringen Zeichen der Kreislaufschwäche (z.B. Schwarzwerden vor Augen beim Aufstehen, Schwindel oder gar Atemnot) nicht baden darf. In jedem Fall sollte eine zweite Person anwesend sein, die gegebenenfalls helfen kann und einem auch die «Aufräumungsarbeiten» abnimmt, damit man nach dem Bad nicht auskühlt. Dem Badewasser kann ein Erkältungsbadezusatz z.B. mit Thymian-, Eukalyptus- oder Fichtennadelöl zugesetzt werden.

Ein «ansteigendes» Bad

Eine besonders wirksame Badeform stellt das sogenannte «Öldispersionsbad» oder – nach dem Namen des Erfinders – «Jungebad»[23] dar. Hierfür wird eine besondere Apparatur aus Glas benötigt, die leider nicht billig ist. Der Preis liegt mit nahezu 250 Euro für die Grundausstattung ziemlich hoch, wenn auch die Folgekosten gering sind. In einer Art Turbine aus Glas strömt das Badewasser in das Gerät ein und erzeugt einen Wirbel, in dessen Zentrum eine Düse mündet, durch die das Badeöl einfließt. Dieses besteht meist aus Olivenöl, in dem ätherische Öle gelöst sind, in einigen Fällen dient auch Erdnussöl als Grundlage oder wird Leinöl verwendet. Da im Wirbelinneren enorme Flussgeschwindigkeiten herrschen, werden die Öltröpfchen fein verteilt (ähnlich dem Fett in der Milch), zum Teil breitet sich das Öl aber auch an der Wasseroberfläche aus und umhüllt den Körper des

«Öldispersionsbad»

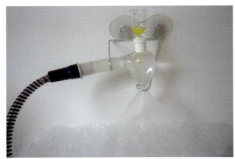

Eine besonders wirksame Badeform – das Öldispersionsbad.

Badeöle

Badenden beim Hineinsteigen in die Wanne. Es wurde nachgewiesen, dass auf diese Weise besonders große Anteile des ätherischen Öls durch die Haut hindurch in das Blut des Badenden aufgenommen werden. Auch wenn die Wassertemperatur unter der Körpertemperatur liegt, ruft das Öldispersionsbad eine Temperaturerhöhung hervor, welche die Überwindung der Erkältung unterstützt. Es scheint, als würde die durch das Öldispersionsbad lediglich *angeregte* Entwicklung von Eigenwärme besser helfen als die Wärmezufuhr von außen im gewöhnlichen ansteigenden Bad. Auch ist beim Öldispersionsbad die Kreislaufbelastung geringer, dennoch sollten aber die genannten Vorsichtsmaßnahmen beachtet werden. Als Badeöle eignen sich bei katarrhalischen Erscheinungen vor allem Thymian (Thymus, Ol. aeth. 5 %) oder Fichtennadelöl (Pinus pumilio, Ol. aeth. 10 %). Stehen Muskelschmerzen im Vordergrund, kann Birken-Rheumaöl mit Arnica sehr empfohlen werden. Voraussetzung ist allerdings, dass keine Überempfindlichkeit der Haut gegen Arnica vorliegt. Wenn man keine Öldispersionsapparatur besitzt, kann man sich notfalls auch behelfen, indem eine Saft- oder Mineralwasserflasche halb mit warmem Wasser gefüllt wird, in die man 1 bis 2 Teelöffel des Öls eingießt, einige Minuten kräftig schüttelt und schließlich die milchige Flüssigkeit in das warme Badewasser gibt. Einige Tropfen Soja-Sahne oder ein Eigelb können wegen des enthaltenen Lecithins als Emulgator wirken und dadurch die Verbindung von Öl und Wasser erleichtern.

Senffußbad

Wärme wird am richtigen Ort verankert

Wenn wir gesund sind, haben wir einen klaren, kühlen Kopf. Bei der Grippe drängt Blut in ihn hinein, oft ist er rot, es pocht in ihm, die Schleimhäute schwellen und sondern vermehrt Flüssigkeit ab. Solche starken Flüssigkeitsabsonderungen sind in gesunden Tagen nur unterhalb des Zwerchfells zu Hause, wo für gewöhnlich kein Bewusstsein herrscht. Der Darm produziert große Mengen Verdauungssäfte und ist in steter Bewegung. In der Grippe schlagen Prozesse aus dem unteren Menschen in den oberen hoch. Ein Senfmehlfußbad kann dazu beitragen, dass die Wärme, die sich am falschen Ort austobt, wieder im unteren Menschen verankert wird. Deshalb führt diese Anwendung rasch zur Befreiung des Kopfes, drückende Schmerzen lassen nach und man beginnt sich wohler zu fühlen.

Ein Senffußbad kann auch in Fällen angewendet werden, in denen kein Vollbad genommen werden kann. Lediglich bei offenen Hautwunden im Fuß- und Unterschenkelbereich oder bei entzündlichen Hauterkrankungen sollte man es nicht anwenden. Man gibt in eine Fußbadewanne oder einen Eimer etwa vier gehäufte Esslöffel voll Senfmehl, das nicht zu lange (möglichst nicht länger als sechs Monate nach dem Mahlen) gelagert sein sollte. Gutes Senfmehl erhält man in der Regel in der Apotheke. Die Dosierung ist dann richtig, wenn das Wasser deutlich nach Senf riecht. Das Wasser soll beim Hinzugeben des Senfmehls nicht zu heiß sein, da die wirksamen Senföle durch ein Enzym (Myrosinase) freigesetzt werden, das durch Temperaturen über 55 °C inaktiviert wird. Da der Senf hautreizend wirkt, soll das Fußbadwasser höchstens knapp über körperwarm sein, um Verbrennungen zu vermeiden. In dieses Senfwasser streckt man die Füße bis zur Mitte der Unterschenkel so lange, bis eine Hautrötung eintritt. Wenn man die aufsteigenden Senfdämpfe einatmet, wird eine verstopfte Nase häufig rasch frei. In der Regel ist eine ausreichende Hautreaktion nach zehn Minuten erreicht, bei empfindlicher Haut kann dies schon nach fünf Minuten der Fall sein. Lässt man die Füße zu lange im Wasser, so kann es zu Verbrennungen kommen, die man vermeiden muss. Die Füße werden abgespült, damit keine Senfanhaftungen zurückbleiben, man kann sie dann noch mit einem Öl einreiben. Anschließend sollte man sich mindestens eine halbe Stunde hinlegen, wenn es nicht ohnehin angezeigt ist, Bettruhe einzuhalten.

Verbrennungen vermeiden

Tee

Auch von innen sollte man wärmen, indem man heißen Tee trinkt. Gleichzeitig wird hierdurch Flüssigkeit zugeführt, die man braucht, um den zähen Schleim zu verflüssigen, den die Schleimhäute absondern. Beim Fieber geht sehr viel Flüssigkeit durch unbemerkte Verdunstung und Schweiß verloren. Der Flüssigkeitsbedarf ist individuell je nach Alter, Körpergröße, Temperatur usw. unterschiedlich. Sinnvoller als eine bestimmte Mindesttrinkmenge anzugeben ist daher die Beachtung der Urinfarbe. Trinkt man zu wenig, so wird der Urin dunkelfarbig, da er sehr konzentriert ist. Lässt man ihn stehen, so bilden sich am Boden häufig sogar ziegelmehlfarbige Massen, unter anderem aus Mineralien und Harnsäure, die sich abscheiden. Dies ist ein Hinweis darauf, dass viel zu wenig getrunken wurde. Im Extremfall kann es sogar innerhalb der Niere zur Kristallbildung kommen, was Grundlage der Nierensteinkrankheit ist. Man sollte darauf achten, dass der Urin nie dunkler als allenfalls gelborange, besser hellgelb ist, dann wurde genug getrunken. Nur Patienten mit ausgeprägter Herzschwäche müssen die Trinkmenge stärker beschränken, damit es nicht zu Flüssigkeitseinlagerungen vor allem in der Lunge kommt. Sie sollten die Trinkmenge, die Sie täglich zu sich nehmen dürfen, individuell mit Ihrem Arzt besprechen.

Sehr geeignet bei Grippe sind Linden- und Holunderblütentee oder ein Gemisch aus beiden. Beide Pflanzen blühen im Frühsommer und verströmen starken Duft. Sie tragen sehr zur Regulierung des Wärmehaushaltes bei. Wenn man mag, kann man diesem Tee etwas Zitrone und Honig zufügen. Möchte man die Nierenfunktion anregen, kann man auch zwei Teelöffel Birken-Elixier zugeben.

Husten und verstopfte Nase

Wenn Husten vorhanden ist oder der Schleim in der Nase stockt, gebe ich dem Tee immer noch Malvenblüten und Eibischwurzeln zu.

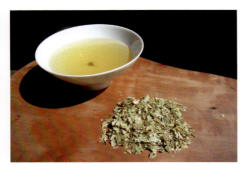

Lindenblütentee kann helfen, den Leib zu erwärmen.

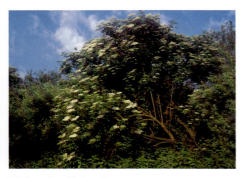

Blühender Holunder

Tee **61**

Durch die Malvenblüten wird der Geschmack etwas säuerlich und der Tee bekommt eine blaue bis blaugrüne Farbe, setzt man etwas Zitrone zu, färbt sich der Tee durch eine pH-Wert-abhängige Reaktion schön rot. Diese Verwandlung macht vor allem den Kindern Eindruck und erhöht die Akzeptanz des Tees auch bei den Kindern, die sonst eher zu Cola oder Limo greifen. Ein Zitronenzusatz zum Tee wird meist auch als erfrischend erlebt, günstig ist sicher auch der Vitamin-C-Gehalt. Bei sehr hartnäckigem Schleim kann man noch Königskerzenblüten zugeben. Dann muss man den Tee, den man – wie auch in den anderen Fällen – mit kochendem Wasser übergießt und vor dem Trinken fünf bis zehn Minuten ziehen lässt, vor dem Genuss noch durch eine Kaffeefiltertüte laufen lassen. Die Königskerzenblüten haben feine Härchen, die sonst im Rachen reizen könnten. Statt der Königsker-

Hartnäckiger Schleim

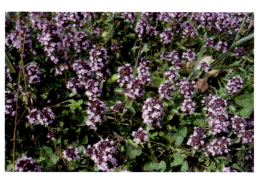

Thymian

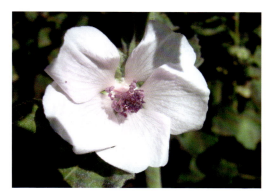

Eibisch

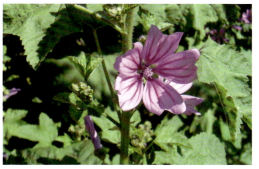

Malve

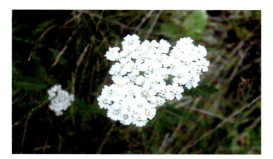

Schafgarbe

zenblüten kann man auch Isländisch Moos, Spitzwegerich- oder Thymiankraut zusetzen, die etwas herb schmecken. Während man den Tee ziehen lässt, sollte man die Tasse bedecken, da sonst nicht nur die Wärme, sondern auch viele Aromastoffe verloren gehen.

Sollte Übelkeit im Vordergrund stehen, so kann man vorübergehend Kamillen- oder Fencheltee (die Fenchelfrüchte sollten zerstoßen sein) oder ein Gemisch aus beidem geben. Bei krampfartigen Bauchbeschwerden hilft ein Zusatz von Schafgarben- oder Gänsefingerkraut.

Im Sommer Kräuter sammeln

Wenn man sich etwas auskennt und einen größeren staubfreien Trocknungsplatz zur Verfügung hat, kann man schon im Sommer die Kräuter sammeln und trocknen, die man im Winter in Erkältungszeiten braucht. Andernfalls sollte auch jeder Apotheker diese gängigen Kräuter vorrätig haben.

Eine gute Grundrezeptur für einen «Erkältungstee», die man dem Apotheker so weitergeben kann, lautet:

Flores Sambuci	(Holunderblüten)	15 g
Flores Tiliae	(Lindenblüten)	15 g
Flores Malvae	(Malvenblüten)	15 g
Radix Altheae	(Eibischwurzeln)	15 g

Es wird zwar immer wieder die Auffassung vertreten, dass man die Eibischwurzeln besser separat über zwölf Stunden in kaltem Wasser ansetzt, damit die Schleimstoffe besser gelöst werden. Dieses Verfahren ist aber umständlich und erfahrungsgemäß auch nicht nötig.

Der Ingwer-Zitronen-Trank mit Honig

Schließlich soll noch ein Rezept für ein besonders genussreiches Erkältungsgetränk verraten werden: für den Ingwer-Zitronen-Trank mit Honig. Der aus dem tropischen Südostasien stammende Ingwer verlegt die ätherischen Öle, die wir sonst in der Blütenregion finden, in seinen unterirdischen Wurzelstock, sein Rhizom. Sein brennend-scharf schmeckendes ätherisches Öl bringt Wärmekraft in eine Region, die sonst kühl ist. Im Sinne der anthroposophischen Betrachtung hat die Wurzelregion eine Beziehung zu unserem Kopf, der ja ebenfalls kühler und geordneter ist als unsere Stoffwechselregion im Bauch. Wenn hier die Auskühlung aber so überhand nimmt, dass eine Erkältung entsteht, kann der Ingwer sehr heilsam sein. Wissenschaftlich ist unter anderem eine bakterientötende Wirkung dokumentiert, er wirkt durchwärmend, aber entzündungswidrig, er soll Krebs vorbeugen und er lindert Übelkeit, vor allem schmeckt er aber köstlich (was allerdings eher Erwachsene als Kinder so empfinden). Der Ingwer vermittelt starke Ordnungskräfte, was man schon seinem rhythmisch geordneten Spross ansehen kann. Dass er Wärmekräfte in die Wurzelregion verlegt, kann man übrigens nicht nur daran erkennen, dass hier würzige Öle auftreten, sondern auch an seiner Blüte, die er knapp über dem Boden treibt.

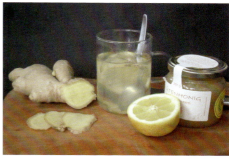

Ein besonders genussreiches Erkältungsgetränk: der Ingwer-Zitronen-Trank mit Honig.

Zur Zubereitung des Getränks schneidet man etwa fünf feine Scheiben von einer frischen Ingwerknolle, gibt ein oder zwei Scheiben unbehandelter Bio-Zitrone dazu und übergießt das Ganze mit einer Tasse kochendem Wasser. Nachdem alles mindestens fünf Minuten gezogen hat, fügt man einen Teelöffel Honig hinzu. Dieses Getränk ist am Anfang einer Erkältung und immer dann, wenn man das Gefühl hat, richtig ausgekühlt zu sein, hilfreich und durchwärmend, es kräftigt den Kranken aber auch während seiner Erkältung, wenn er es immer wieder einmal zwischendurch trinkt.

Durchwärmung und Kräftigung

Ernährung bei Erkältungskrankheiten

Grundsätzlich sollte man Milch, Kakao und Ähnliches weglassen, da Milch die Schleimbildung in Hals, Nasennebenhöhlen und Bronchien anregt. Auch auf Kaffee und schwarzen Tee, welche Nervensystem und Kreislauf reizen, sollte man verzichten. Außerdem sollte die Ernährung leicht sein; Obst, gedünstetes Gemüse und Joghurt werden meist als angenehm empfunden. Bei Halsschmerzen reizen saure Obstsorten wie z.B. Orangen und verstärken den Schmerz, weshalb man sie in diesem Fall besser weglässt. Zumindest einmal am Tag sollte möglichst eine leicht salzige warme Mahlzeit genos-

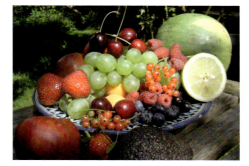

sen werden. Ideal ist z.B. eine Gemüsebrühe, die Mineralien zuführt, die durch den Fieberschweiß verloren gehen. Oft fühlt man sich nach dem Genuss einer solchen Brühe wieder kräftiger. Wenn man der Suppe Gerstengraupen zugibt, wirkt sie noch kräftigender, dies ist vor allem bei einer Beteiligung der Lunge wichtig.

Einlauf und Klistier

Flüssigkeitszufuhr und Verbesserung des Allgemeinbefindens

Eine wesentliche Erleichterung kann ein Einlauf oder Klistier bringen. Bei sehr hohem Fieber kann man dadurch eine milde Temperatursenkung erreichen, und man reinigt den Darm, was zu einer Besserung des Allgemeinbefindens führt. Gerade bei kleinen Kindern, die manchmal im Rahmen der Erkältung nicht trinken mögen und von Austrocknung bedroht sind, kann über die Schleimhaut des Enddarmes, die ja zur Wasserresorption bestimmt ist, eine ausreichende Flüssigkeitsversorgung gewährleistet werden. Einen Klistierballon bekommt man in jeder Apotheke. Man füllt ihn mit leicht gesalzenem, abgekühltem Kamillentee und appliziert bei kleinen Kindern ein bis zwei Ballonfüllungen in den After, nachdem man den «Schnabel» des Ballons mit einer Creme eingerieben hat, um Schleimhautverletzungen zu vermeiden. Bei Erwachsenen ist ein Einlauf mithilfe eines Irrigators wirksamer, wobei man jedoch einen Einlauf nur bei stabilen Kreislaufverhältnissen machen und auch nicht mehr als ¼ bis ½ Liter Flüssigkeit geben sollte.

Häufig sofortige Besserung

Häufig erlebt man, dass ein Einlauf zu sofortiger Besserung des Allgemeinzustandes führt, die Atmung anregt, das Abhusten erleichtert und die Präsenz des Kranken fördert.

Wadenwickel

Anwendung des Wadenwickels

Sollte das Fieber auf nicht mehr erträgliche Höhe steigen und den Kranken sehr schwächen, so kann es notwendig sein, das Fieber zu senken. Bei Kindern, von denen bekannt ist, dass sie zu Fieberkrämpfen neigen (siehe auch den diesbezüglichen Abschnitt des Buches Seite 127 ff.), kann dies eventuell nach Absprache mit dem Arzt schon ab einer Temperatur von 38,5 °C sinnvoll sein. In der Regel werden aber Temperaturen bis 40°C gut vertragen. Medikamentöse Maßnahmen zur Beeinflussung von Fieber werden später genannt. Der fast immer empfehlenswerte Einlauf mit lauwarmem Wasser wurde schon geschildert. Hilfreich können aber auch Wadenwickel sein. Hierzu legt man ein weiches Tuch (z.B. Windel, Molton-, aber auch Handtuch), das in der Größe der Wade des Kranken entspricht, in leicht angewärmtes Wasser, dem man zur Erfrischung etwas Zitronensaft zugeben kann, wringt es leicht aus und legt es – noch ziemlich feucht – um die Waden des Kranken. Das Tuch soll der Haut eng anliegen, da es sonst als unangenehm empfunden wird und auch nicht wirksam ist. Selbstverständlich muss man eine feuchtigkeitsdichte Unterlage (z.B. aufgeschnittene Plastiktüte mit daraufliegendem Handtuch) unterlegen. Es hat keinen Sinn, zu kühles Wasser für den Wickel zu verwenden. Sinnvoll sind etwa 10° bis allenfalls 15°C unter der Körpertemperatur. Bei zu starkem Kältereiz würden sich die Blutgefäße zusammenziehen, um die – eigentlich ja angestrebte – Temperaturerhöhung aufrecht zu erhalten. Es käme dann kein nennenswerter Wärmeaustausch mehr zustande. Aus diesem Grund haben Wadenwickel auch nur Sinn, wenn die Waden sich warm anfühlen. In der ersten Fieberphase, in der alle Wärme im Leibesinneren konzentriert wird, die Extremitäten kalt sind und womöglich Schüttelfrost besteht, wäre ein Wadenwickel nur unangenehm, würde aber nichts nützen, es ist in dieser Krankheitsphase im Gegensatz zum kühlenden Wadenwickel angenehm, wenn die Wärmebildung durch eine Wärmflasche im Bereich der Füße unterstützt wird.

Wenn man einen Wadenwickel angelegt hat, bedeckt man ihn mit Wolltüchern oder deckt mit einer Wolldecke zu, da sie ein Verdunsten ermöglichen, ohne dass der Kranke zu frieren beginnt. Nach dem Anlegen des Wickels lässt man ihn so lange liegen, wie er als angenehm empfunden wird bzw. bis er warm geworden ist. In der Regel muss man ihn in etwa viertelstündlichem Abstand wechseln.

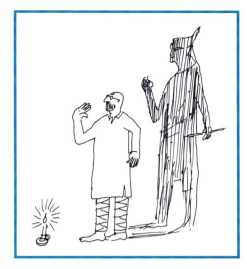

Fieberphantasien werden durch einen Wadenwickel meist zum Verschwinden gebracht.

Das Wasser sollte nicht zu kühl sein

Wann muss ein Arzt hinzugezogen werden?

In sehr vielen Fällen kann eine Erkältung oder Grippe gut selbst behandelt werden, wozu in diesem Buch Hilfestellung gegeben wird. Dennoch darf ein notwendiges Hinzuziehen des Arztes nicht versäumt werden. Folgende Gesichtspunkte können eine Hilfe für die Entscheidung sein, wann ein Arzt geholt werden muss.

Die Einschätzung, ob jemand schwer krank ist, gründet sich auf eine Bilanz vieler Einzelaspekte. Mehr als eine systematische rationale Bewertung zählt dabei das Gefühl, das sich einstellt. Immer wenn das Gefühl aufkommt, man müsse sich um sich selbst oder einen Kranken, den man pflegt, Sorgen machen, ist es geboten, rasch fachkundigen Rat einzuholen. Besonders wichtig ist ärztlicher Rat und gegebenenfalls eine gründliche Untersuchung bei Kindern unter einem Jahr, bei betagten Patienten und bei Patienten mit schweren Vorerkrankungen. Das gilt umso mehr, als sich bei diesen gefährliche Komplikationen unter Umständen nur durch eine uncharakteristische Verschlechterung des Allgemeinbefindens andeuten. Besonders ist zu achten auf:

- Trinkschwäche und Zeichen von Flüssigkeitsmangel (trockene Schleimhäute, z.B. der Zunge, mangelnde Tränensekretion, Verlust von Spannkraft der Haut)
- grau-bläuliche Verfärbung der Haut, die ein Zeichen von Sauerstoffmangel oder Kreislaufschwäche sein kann. Bei Säuglingen kann das Auftreten von Druckstellen an der Haut (z.B. durch Falten des Betttuches, der Kleidung) ein alarmierendes Zeichen sein.
- Störungen des Bewusstseins, die sich durch mangelnde Wachheit und Orientierung (z.B. hinsichtlich des Ortes, an dem sich der Kranke befindet, des Wochentags etc.) zu erkennen geben. Auftreten von Verwirrtheit und Halluzinationen. Eine Ausnahme stellen Fieberphantasien bei Kindern dar, die vor allem zu Fieberbeginn nicht ungewöhnlich, aber unbedenklich sind, wenn sie nicht zu lange andauern.

- Gefühl von Atemnot, Schmerzen beim Atmen, erhebliche Beschleunigung der Atemfrequenz
- jede Form und Dauer von Schwäche, die einem ungewöhnlich erscheint
- alle Krankheitszeichen (z.B. Schmerzen), die rasch zunehmen oder ohne Besserungstendenz mehr als drei Tage anhalten
- Der Verdacht auf eine Superinfektion der vorgeschädigten Schleimhäute und damit die Möglichkeit der Entwicklung z.B. einer eitrigen Bronchitis oder einer Lungenentzündung besteht, wenn nach anfänglichem Fieberabfall ein erneuter Fieberanstieg (zweiter Fiebergipfel) erfolgt.

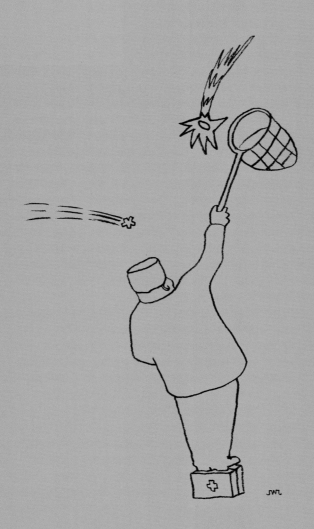

Medikamente bei Grippe und Erkältungen

Was ist und will Schulmedizin, Homöopathie und Anthroposophische Medizin?

In den meisten Fällen von Erkältung und Grippe kann man auf «schulmedizinische» Medikamente verzichten und eine wesentliche Erleichterung der Krankheitserscheinungen durch homöopathische, anthroposophische und pflanzliche Heilmittel erzielen. Kurz sollen einige Charakteristika von Schulmedizin, Homöopathie und Anthroposophischer Medizin beschrieben werden. Wer sich nur einen Überblick über die Behandlungsmöglichkeiten verschaffen möchte, kann diesen Abschnitt rasch überschlagen.

Oft ist Verzicht auf schulmedizinische Mittel möglich

Die sogenannte *Schulmedizin*, wie sie an den Universitäten gelehrt wird, versteht sich ganz überwiegend als streng naturwissenschaftlich orientierte Medizin. Ihr Ideal ist es, Krankheitserscheinungen, aber auch Medikamentenwirkungen in ihren «Mechanismen» zu durchschauen, wie eine physikalische oder chemische Reaktion. Individuelle Aspekte müssen dabei weitgehend unberücksichtigt bleiben, sie sollen sogar durch spezielle Techniken bei der Erkenntnisgewinnung ausgeschaltet werden, indem z.B. in sogenannten klinischen Studien große Kollektive, die nach Zufallskriterien zusammengestellt sind, untersucht werden. Dabei sollen sich individuelle Besonderheiten herausmitteln. Einzelne Aspekte des Menschen können ganz sachgemäß mit Verfahren untersucht werden, die am unlebendigen naturwissenschaftlichen Objekt entwickelt wurden. Dies gilt z.B. für einen Knochenbruch weitgehend. Kennt man die Geometrie eines Knochens und seine Substanzeigenschaften sowie die auf ihn wirkenden Kräfte, so kann die Form eines Bruches vorausgesagt werden. Auch die Versorgung des Bruches mit Schrauben, Platten, Gipsverband etc. kann weitgehend nach mechanischen Erwägungen erfolgen. Aber schon

Die «Schulmedizin» erfasst den physischen Aspekt der Krankheit

für die Knochenbruchheilung, die Bildung neuer Substanz, welche die Bruchlücke überbrückt, gelten andere Gesetze: die des Lebendigen, die weit komplexer sind.

Zwingende Eigentätigkeit der Medikamente

Wo in der «Schulmedizin» Medikamente eingesetzt werden, sollen diese eine einheitliche Reaktion hervorrufen, die eine geringe individuelle Variabilität aufweist. Diese Medikamente machen etwas mit dem Leib des Kranken, sie bewirken selbst etwas in ihm. So neutralisiert beispielsweise ein sogenanntes «Antazidum» aus Aluminiumhydroxid, einer basischen Substanz, Magensalzsäure, die eine Magenschleimhautentzündung unterhält. Ein anderes Beispiel sind Antibiotika. Diese sollen im Menschen genauso wie im Reagenzglas Bakterien abtöten. Paracetamol (z.B. ben-u-ron®) oder Acetylsalicylsäure (z.B. Aspirin®) senken «zwingend» Fieber usw. Eine «Mittätigkeit» des Menschen und seiner inneren Kräfte ist nicht beabsichtigt oder gar gefährlich, wenn sie z.B. in Form einer Allergie gegen ein Antibiotikum auftritt. Ein anderes Problem ist, dass der Ersatz einer eigenen Kraft, z.B. wenn man ein Antibiotikum gibt, wo die Keime auch aus eigener Kraft überwunden werden könnten, immer zu einer Schwächung führt. So erlebt man immer wieder Kinder, die bis zu achtmal jährlich ein Antibiotikum bei Mittelohrentzündungen bekommen haben, bis sie dann einmal eine Erkrankung aus eigener Kraft und mithilfe von Heilmitteln, die diese Kraft unterstützen, überwunden haben. Etwas selbst zu tun stärkt einen, soweit es die eigenen Kräfte nicht überfordert. Bekommt man eine Tätigkeit – hier die Krankheitsüberwindung – immer abgenommen, so wird man sie nie selbstständig lernen können. Selbstverständlich können schulmedizinische Präparate bei entsprechender Notwendigkeit aber auch sehr segensreich sein.

Homöopathie und Anthroposophische Medizin wollen eigene Fähigkeiten der Kranken anregen

Sowohl die *Homöopathie* als auch die *Anthroposophische Medizin* rechnen demgegenüber mit einem Wechselverhältnis von Medikament und Mensch. Sie möchten dessen eigene Kraft anregen und, wo es nötig ist, lenken. Der Ursprung der Mittel kann in der Natur liegen oder in einer synthetisierten Substanz bestehen. Es werden Pflanzen, Tiere oder Gifte von ihnen, Mineralien, aber auch Salze oder Metalle verwendet. Beide medizinischen Richtungen nutzen ein besonderes Zubereitungsverfahren, die Potenzierung, die vor bald 200 Jahren entwickelt wurde (und vielleicht Vorläufer in noch älteren Zeiten hatte). Die Ausgangssubstanzen werden hierbei mit einem Medium (meist ist es Milchzucker, Wasser oder Alkohol) verdünnt. Im Allgemeinen geschieht dieses Verdünnen im Verhältnis 1:10, einem Dezimalverhältnis, woher die Bezeichnung «D-Potenz» rührt. Bei einer D1 ist 1 g der Ausgangssubstanz mit neun Teilen Medium verdünnt worden. Dieser Vorgang wird so lange wiederholt, bis die gewünschte Potenz entsteht. Es wird also ein Teil der D1 mit neun Teilen Medium zu einer D2, das entspricht gegenüber der Ausgangssubstanz nun einem Verdünnungsverhältnis von 1:100, die D3 enthält dann $1/1000$ der Ausgangssubstanz usw. Nun wäre zu erwarten, dass die Wirkung sich von Potenzstufe zu Potenzstufe abschwächt, da die Konzentration der Substanz immer mehr abnimmt. Dies ist aber gerade nicht der Fall. Potenzieren ist nämlich nicht lediglich Verdünnen. Auf jeder Potenzierungsstufe erfolgt ein besonderer Krafteinsatz zur Zerkleinerung und Verteilung der Substanz sowie zur Erzielung eines intensiven Kontakts von Ausgangssubstanz oder Vor-Potenz und neuem Medium. Für feste Ausgangssubstanzen geschieht dies durch einstündiges Reiben im Mörser. Die Substanz wird dadurch feiner, ihre Gesamtoberfläche steigt stark an und sie wird viel reaktiver. Manche Substanzen, die in roher Form gar keine Wirkung auf den Menschen haben würden – dies gilt z.B. für manche Metalle –, werden hierdurch erst in die Lage versetzt, in den Organismus aufgenommen zu werden und in ihm zu wirken. Flüssige Arzneimittel werden durch spezielle Schütteltechniken potenziert.

Potenzierung als pharmazeutisches Prinzip

Krafteinsatz bei der Heilmittelherstellung

Ein häufiger Einwand gegen potenzierte Arzneimittel ist der geringe Gehalt an Ausgangssubstanz. Bei hohen Potenzen (z.B. einer D30) ist tatsächlich rechnerisch kein Molekül der Ausgangssubstanz mehr in einem Arzneiglas enthalten. Dennoch erlebt man zweifelsfrei starke Wirkungen solcher hohen Potenzen. Auch im Alltag gibt es viele starke Wirkungen, die nicht durch Substanzübertragungen ausgelöst werden. Wenn wir uns mit einem Gegenüber unterhalten oder gar mit ihm telefonieren, müssen keine wägbaren Substanzmengen zwischen

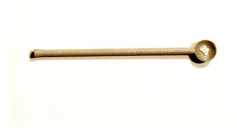

Wenige Globuli können ausreichen, um eine Krankheitswende zu erzielen.

Wirkungen jenseits wägbarer Substanzübertragungen sind allgegenwärtig

uns ausgetauscht werden, damit es zu entsprechenden Reaktionen kommt. Auch ein Tonband ist, bevor und nachdem es bespielt wurde, genau gleich schwer, kein einziges Molekül kommt hinzu, und doch bedeutet es jetzt etwas ganz anderes als zuvor. So stellt man sich auch die Veränderung des Mediums beim Potenzierungsvorgang als eine Prägung durch die Ausgangssubstanz vor, deren Wesen zur Entfaltung kommt, obwohl es nicht mehr an die ursprüngliche Substanz gebunden ist. Genauso kann meine Intention zur Wirkung kommen, wenn ein Brief von mir gelesen oder ein Tonband, das ich besprochen habe, gehört wird. Die Wirkungen, die dabei erreicht werden, sind umso stärker, je näher das Wort, das von mir ausging, «den Nerv» des Empfängers trifft. Eine Liebeserklärung wird für einen ebenfalls liebenden Empfänger von größerer Bedeutung sein als für einen Gleichgültigen. Eine Beziehung und Entsprechung zwischen dem Absender und dem Empfänger ist nötig, um starke Wirkungen zu erzielen, diese sind entscheidender als die Quantität der Botschaft. Um bei dem Beispiel zu bleiben: Es ist mehr oder weniger gleichgültig, wie groß die Buchstaben geschrieben sind und auch wie laut das Tonbandgerät eingestellt ist. Eine zu laute Botschaft kann eventuell sogar in ihrem Sinn gar nicht mehr erfasst werden oder erzielt eine gegenteilige Wirkung. Ganz ähnliche Verhältnisse gelten auch für die Arzneigabe. Eine solche Arznei wirkt eigentlich nicht selbst, sondern in erster Linie ist es die Reaktion, die Antwort des Kranken, dem sie gegeben wird, auf die es ankommt. Die eigenen Kräfte werden hier nur hervorgerufen, unterstützt, nicht aber ersetzt. Aus den Beispielen wird auch deutlich, dass die Wahl des Arzneimittels sehr genau auf die Situation des Kranken abgestimmt sein muss und dass dasselbe Arzneimittel für den Kranken, für den es nicht «passt», ganz unwirksam bleiben kann, während es im «passenden» Fall eine Wende vollziehen hilft.

Substanzprozesse sind für anthroposophische Medizin bedeutsam

Homöopathie und Anthroposophische Medizin nutzen prinzipiell gleichartige Medikamente, bei beiden spielt die Potenzierung eine Rolle. Innerhalb der anthroposophischen Arzneimittelherstellung kommen noch einige Techniken hinzu, so werden beispielsweise die Prozesse, die zur Gewinnung der Ausgangssubstanz führen, stärker einbezogen, als dies in der Homöopathie der Fall ist. Beide medizinischen Richtungen verwenden aber ähnliche Darreichungsformen: Tropfen, Globuli (dies sind kleine Zuckerkügelchen – ähnlich den

«Liebesperlen» der Kinderzeit –), auf die flüssige Arzneiformen aufgebracht und angetrocknet wurden, Pulver und Ampullen, manchmal auch Zäpfchen und Salben. Grundsätzliche Unterschiede bestehen aber darin, wie herausgefunden wird, mit welchem Arzneimittel ein Kranker korrespondiert, welches Mittel er benötigt.

In der Homöopathie werden «Arzneimittelprüfungen» durchgeführt. Hierzu nehmen Gesunde die Arznei so lange ein, bis sie Krankheitssymptome entwickeln, diese werden genau aufgezeichnet und bilden die Grundlage des «Arzneimittelbildes». Dabei geht man davon aus, dass eine Arznei bei den Erscheinungen eines Kranken hilft, die jenen ähnlich sind, welche beim Gesunden hervorgerufen werden. Dies klingt zunächst paradox, ist es aber nicht. Gerade dann, wenn die eigenen Kräfte herausgefordert werden sollen, gelingt dies am besten durch «Provokation». Diesem Umstand ist es auch zu verdanken, dass eine Kaltwasseranwendung im Sinne Pfarrer Kneipps dazu führt, dass die vorher kalten Glieder im Anschluss aus eigener Kraft erwärmt werden. Aber auch hier kommt es auf die Dosierung an: Nur ein kurzer kalter Guss hilft, stellt man die Füße dagegen eine halbe Stunde ins kalte Wasser, so werden sie nur kälter als zuvor.

Arzneimittelprüfungen sind Grundlage der Homöopathie

Ähnliches wird durch Ähnliches geheilt

Die Anthroposophische Medizin macht keine solchen Arzneimittelprüfungen. Vielmehr beschäftigt sich ein anthroposophischer Arzt, der sich durch innere Schulung darauf vorbereitet und seine Wahrnehmungsfähigkeit geschult hat, intensiv mit der Substanz, um ihre Heilwirkungen kennenzulernen, ebenso intensiv werden die Verschiebungen im Gleichgewicht des Kranken studiert, um festzustellen, welches Heilmittel ihm helfen wird. Die Anthroposophische Medizin geht davon aus, dass der Mensch sich gemeinsam mit der Welt entwickelt hat, aus der auch die Arzneisubstanzen genommen werden. Der Mensch steht nicht zufällig in der Welt, sondern steht gleichsam in «verwandtschaftlicher» Beziehung zu ihr. Diese Verwandtschaftsbeziehung gilt es zu entschlüsseln. Während es der Homöopathie vor allem um eine Beeinflussung der «Lebenskraft» geht, bezieht die Anthroposophische Medizin darüber hinaus das Seelische, vor allem aber auch die Ebene des ganz Individuellen ein. Dabei wird versucht, auch zu verstehen, warum der Mensch gerade in seiner jetzigen Situation erkrankt, wie sich die Krankheit in seine Biografie einfügt, welche Hemmnisse durch sie entstehen, aber auch welche Hemmnisse gerade

Substanzerkenntnis bestimmt anthroposophische Arzneimittelanwendung

Einbeziehung des Seelischen und der Biografie

durch die Krankheit und ihre Überwindung aus dem Weg geräumt werden können. Alle Aspekte, die im Kapitel über die Krankheitsursachen genannt wurden, sind in diesem Zusammenhang von Bedeutung. Während die Homöopathie eigentlich nur arzneilich behandelt, ist dies für die Anthroposophische Medizin nur eine Ebene. Äußere Anwendungen (von denen Bäder und Wickel hier genannt wurden), künstlerische Therapie, das Gespräch und manches andere tritt hinzu. Es wird deutlich, dass für ein Erfassen der Gesamtsituation und einen fruchtbaren Umgang mit ihr der Austausch zwischen dem Kranken und seinem Arzt nötig ist. Gleichwohl ist in übersichtlichen Lagen auch Selbstbehandlung möglich. Anthroposophische Medikamente enthalten – im Gegensatz zu solchen der «klassischen» Homöopathie – oft mehrere Ausgangssubstanzen, die auf verschiedene Ebenen im Menschen zielen und sich in einer Komposition ergänzen. Während die Homöopathie ihre Mittel vorwiegend bei ganz bestimmten Symptomkonstellationen einsetzt, versucht die Anthroposophische Medizin das hinter diesen Einzelsymptomen liegende Krankheitswesen ins Auge zu fassen. Dadurch entstehen Heilmittel für typische Krankheitssituationen, was im Folgenden deutlicher wird.

Heilmittelkompositionen

Medikamentöse Behandlung

Schulmedizinische Behandlung

Sowohl die echte Grippe (Influenza) als auch grippeähnliche Erkältungskrankheiten werden durch Viren hervorgerufen. Gegen Bakterien – die manchmal an später hinzutretenden Komplikationen von Viruskrankheiten beteiligt sind – gibt es schon lange wirksame Antibiotika, von denen später die Rede sein wird. Die Bekämpfung von Viren ist schwieriger, weil sie ihr Erbgut in die Zellen des Erkrankten integrieren und dessen eigene Zellvorgänge in den Dienst ihrer Vermehrung nehmen. Im Vergleich zu Bakterien, die einen eigenen Stoffwechsel haben, ist es daher bei den Viren schwieriger, die Vermehrung zu unterdrücken, ohne den Erkrankten nachhaltig zu schädigen. Dennoch sind in den letzten Jahren Fortschritte auf diesem Gebiet erzielt worden. Viele zwischenzeitlich entwickelte virushem-

Antibiotika helfen nicht gegen Viren

mende Mittel (Virustatika) beeinflussen virusspezifische Enzyme. Im Fall der Grippeviren ist dies die – schon auf Seite 34 erwähnte – Neuraminidase, die dem Virus dabei hilft, in bisher nicht infizierte Zellen einzudringen. Ein Neuraminidasehemmer kann daher im Optimalfall die Ausbreitung des Virus im Körper unterbinden. Da die Neuraminidase sowohl bei Influenzaviren der Gruppe A als auch bei Gruppe B vorhanden ist, können Neuraminidasehemmer bei beiden Virustypen wirksam sein. In den letzten Jahren wurden zwei solche Neuraminidasehemmer für die Anwendung am Menschen zugelassen: zunächst Zanamivir (Relenza®), das inhaliert werden muss, und bald darauf die Weiterentwicklung Oseltamivir (Tamiflu®), das als Tabletten eingenommen werden kann. Letzteres spielt aktuell die größere Rolle, da die orale Einnahme praktikabler ist und gerade bei manchen Patienten mit vorgeschädigter Lunge, die einen besonderen Nutzen von einem gegen Grippviren gerichteten Virustatikum haben könnten, bei der Anwendung des inhalierten Zanamivir schwere, zum Teil lebensbedrohliche Asthma-artige Verkrampfungen der Bronchialmuskulatur auftraten (sehr selten kam es zu solchen Reaktionen auch ohne Vorbestehen einer chronischen Atemwegserkrankung). Dies hat dazu geführt, die Anwendung gerade bei solchen Patienten einzuschränken, und der für die Zulassung von Arzneimitteln für die Erstattung durch gesetzliche Krankenkassen zuständige «gemeinsame Bundesausschuss» hat, als er sich vor wenigen Jahren damit beschäftigte, keine Notwendigkeit für dieses Mittel gesehen. Allerdings wurden bei der 2009 ausgebrochenen «Schweinegrippe» Einzelfälle beobachtet, in denen ein Virus gegen das gleich im Anschluss zu besprechende Oseltamivir resistent, gegen Zanamivir aber empfindlich war. Ob sich eine solche Konstellation in nennenswertem Umfang ausbreiten wird, ist derzeit noch nicht abzusehen.

Neuraminidasehemmer

Virustatika können Nebenwirkungen haben und Resistenzen erzeugen

Um besser einschätzen zu können, was man von den genannten Mitteln erwarten kann, zitiere ich nachfolgend einige Studienergebnisse. Die meisten dieser Studien waren sogenannte randomisierte Doppelblindstudien. Bei diesen wissen weder die Patienten noch die primär beurteilenden Ärzte zunächst, welche Patienten ein wirkungsloses Scheinmedikament, ein sogenanntes «Placebo» erhalten haben und welche die wirksame Substanz. Man geht davon aus, dass eine echte Arzneiwirkung nur dann vorliegt, wenn die Behandlungsergeb-

Studienergebnisse

nisse bei Anwendung des echten Medikamentes so deutlich besser als bei Gabe des Placebos sind, dass der Unterschied sich nicht durch Zufallseinflüsse erklären lässt. Zur Beurteilung des Zufallseinflusses gibt es spezielle Rechenverfahren. Wenn der Unterschied zwischen den Behandlungsgruppen mit weniger als 5 %iger Wahrscheinlichkeit zufällig entstanden sein kann, gilt er als «signifikant» und man geht von einer echten Wirksamkeit des Mittels aus. Leider zeigte sich bei diesen Studien, dass gerade die Patientengruppen, die bei einer Influenza-Infektion als besonders gefährdet gelten, anscheinend besonders wenig Nutzen von der Behandlung mit einem der zugelassenen Virustatika haben.

Für Oseltamivir ist ebenso wie bei Zanamivir durch Studien belegt, dass sonst gesunde Patienten mit echter Influenza im Durchschnitt etwa einen Tag (vielleicht auch eineinhalb Tage) weniger lang krank sind, wenn sie diese Mittel verwenden. Allerdings müssen diese Präparate so früh wie möglich (spätestens 48 Stunden nach Krankheitsausbruch) angewendet werden. Das ist verständlich, da ja die Ausbreitung des Virus im Körper unterdrückt werden soll, was natürlich nur sinnvoll ist, solange noch keine zu starke Verbreitung stattgefunden hat. Leider ist die Wirksamkeit gerade bei den Gruppen der besonders Gefährdeten unbefriedigend: Für Zanamivir konnte keine Verkürzung der Krankheitszeit bei über 65-Jährigen und bei Kindern im Alter von 5 bis 6 Jahren gezeigt werden; die Lungenfunktionswerte von grippekranken Asthmapatienten unterschieden sich, wenn sie Zanamivir erhielten, nicht von denen der Patienten, die ein arzneiloses Placebo bekamen. Allerdings war die Komplikationsrate grippekranker Asthmapatienten bei Zanamivir-Gabe etwas niedriger (37 % bei einem Placebo und 33 % bei Zanamivir), und ähnlich war es bei über 65-jährigen Patienten (40 % bzw. 33 %), was aber statistisch nicht sicher von Zufallsergebnissen abzugrenzen war.

Kein Wirkungsnachweis bei vielen Risikogruppen

Etwas günstiger sind hier die Studienergebnisse von Oseltamivir, für das sich in einer Studie zeigen ließ, dass die Häufigkeit des Einsatzes eines Antibiotikums zur Behandlung einer Bronchitis im Krankheitsverlauf bei über 65-jährigen Patienten durch das Mittel von 19 % auf 12 % gesenkt werden konnte (was statistisch signifikant war, aber doch nur bedeutet, dass man 14 Patienten dieser Altersgruppe mit Oseltamivir behandeln muss, um eine einzige Erkrankung zu verhindern, die üblicherweise mit einem Antibiotikum behandelt wird). Der Einsatz von Antibiotika während einer Grippeerkrankung sank bei chronisch Herz- und Lungenkranken bei Gabe von Oseltamivir von 17 % unter Placebo auf 14 % (statistisch nicht signifikant). Diese Zahlen lassen erkennen, dass es sich nicht gerade um Wundermittel handelt. Auf Veranlassung des für die Zulassung von Medikamenten zuständigen Bundesamts für Arzneimittel und Medizinprodukte werden die bisherigen Studienergebnisse an Risikogruppen in der Fachinformation (Stand vom Mai 2009) so zusammengefasst, dass im Fall von «Patienten mit schwerem Asthma bronchiale oder mit anderen schweren chronischen Atemwegserkrankungen, von Patienten mit instabilen chronischen Erkrankungen oder von immunsupprimierten Patienten […] die Wirksamkeit und Sicherheit von Relenza® […] bisher nicht nachgewiesen werden» konnte. Ähnlich lautet der amtliche Vermerk für Tamiflu®: «Die Unbedenklichkeit und Wirksamkeit von Oseltamivir zur Therapie und Prophylaxe bei Kindern unter einem Jahr sind nicht gesichert. Es liegen keine Daten hinsichtlich Unbedenklichkeit und Wirksamkeit von Oseltamivir bei Patienten vor, deren schlechter oder instabiler Gesundheitszustand eine Krankenhauseinweisung erforderlich machen könnte. […] Die Wirksamkeit von Oseltamivir zur Therapie bei Patienten mit chronischen und/oder respiratorischen [also Herz- und/oder Lungen-]Erkrankungen ist nicht gesichert. Es wurde kein Unterschied in der Inzidenz von Komplikationen zwischen Behandlungs- und Placebo-Gruppen in dieser Population gefunden.»

Zanamivir und Oseltamivir haben eine vorbeugende Wirkung, wenn sie von Menschen verwendet werden, die mit Grippekranken Kontakt hatten. Deshalb bestanden Hoffnungen, dass dieses Mittel auch beim Auftreten einer schweren Grippeepidemie durch einen neuen Virustyp nützlich sein könnte, solange noch kein Impfstoff gegen diese neue Variante zur Verfügung steht. Das ist auch einer der Gründe, weshalb in manchen deutschen Bundesländern für einen großen Bevölkerungsteil diese Arzneimittel bevorratet werden (in Bayern z.B. wurden für 21,5 Millionen Euro Bestände an Tamiflu® angelegt, die für ein Drittel der Bevölkerung ausreichen sollen). Leider haben die Hoffnungen auf eine entscheidende Wirksamkeit durch weitere Untersuchungen ganz

Vorbeugende Wirkung der Virustatika

erhebliche Einschränkungen erfahren. Im März 2009 veröffentlichte eine Autorengruppe, die aus den hochrangigsten US-amerikanischen Forschungsinstitutionen und Behörden für Gesundheitsvorsorge (unter anderem aus den Centers for Disease Control (CDC) in Atlanta) stammte, im «Journal of the American Medical Association» Daten, denen zufolge in den USA in der Grippesaison 2007/2008 19 % der isolierten Grippeviren gegen Oseltamivir resistent waren. Von den Virus-Isolaten der Saison 2008/2009 waren dagegen schon 98,5 % gegen den Wirkstoff unempfindlich![24]

Schnelle Ausbreitung von Resistenzen

Ein neu auftretender Virus, der ja von einem früheren abstammt, könnte die Eigenschaft der Resistenz von seinem Vorläufer «geerbt» haben und von Anfang an resistent sein, es ist aber auch denkbar, dass er zunächst empfindlich sein könnte. Dies war bei dem im Frühjahr 2009 in Mexiko aufgetretenen «Schweinegrippevirus» zunächst der Fall (während die gefährliche asiatische «Vogelgrippe» anscheinend von Anfang an nicht wesentlich auf das Medikament ansprach). Es ist aber zu befürchten, dass die explosionsartige Ausbreitung der Resistenzen auch solche neuen Viren rasch unempfindlich machen kann. Dies wird umso schneller eintreten, je häufiger das Mittel (unnötig) eingesetzt wird. Unter anderem wird spekuliert, dass durch die immense Abwasserbelastung durch das Mittel, die aufgrund der Massenanwendung erfolgt, Resistenzen schneller auftreten könnten. Einzelfälle von Oseltamivir-Resistenz bei der «Schweinegrippe» wurden inzwischen beobachtet.

Probleme der Massenanwendung

Vor der Ausbreitung resistenter Viren war es bei der vorbeugenden Anwendung von Oseltamivir nötig, nach einer möglichen Ansteckung 16 Personen sieben Tage lang vorbeugend zu behandeln, um einen Grippefall zu verhindern.

Nebenwirkungen

Neben Unverträglichkeiten von Seiten des Magen-Darm-Traktes (vor allem Übelkeit und Erbrechen in den ersten Behandlungstagen) ist in der Fachinformation von der (seltenen!) Möglichkeit des Auftretens epileptischer Krampfanfälle die Rede. In Japan wurden bei Jugendlichen Depressionen und Verhaltensauffälligkeiten (zum Teil mit Todesfolge) mit der Anwendung von Oseltamivir in Zusammenhang gebracht. In anderen Ländern soll ein solcher Zusammenhang nicht beobachtet worden sein, weshalb er umstritten ist, zumal ähnliche

> **Oseltamivir**
>
> Das bei Influenza wirksame Virustatikum Oseltamivir wird aus Shikimisäure gewonnen, die in vielen Pflanzen enthalten ist. Eine besonders große Menge dieser Substanz (ca. 30%!) ist im ätherischen Öl von Sternanis enthalten, einem Gewürz, das unter anderem in der Weihnachtsbäckerei verwendet und wegen seiner Schönheit häufig zum Basteln eingesetzt wird. In den ersten Jahren wurde Oseltamivir tatsächlich auf dieser Grundlage synthetisiert. Angesichts der begrenzten Verfügbarkeit von Sternanis dienen inzwischen genetisch veränderte Bakterien der Gewinnung von Shikimisäure. Die anschließenden Syntheseschritte liefern zum Teil explosive Zwischenprodukte. Unter anderem deshalb gilt die Herstellung von Oseltamivir bis heute als schwierig.
>
> Bei sonst gesunden Erwachsenen verkürzte Oseltamivir in den für die Zulassung relevanten Studien die Krankheitsdauer bei Influenza statistisch um einen Tag. Bei alten und chronisch kranken Patienten wurde keine Wirksamkeit belegt. Eine Vorbeugung nach Exposition gegenüber Grippeviren ist durch Oseltamivir möglich. Es muss aber eine verhältnismäßig große Zahl von Menschen behandelt werden, um einen Grippefall zu vermeiden.
>
> Die Wirksamkeit wird durch die massive Ausbreitung von Resistenzen stark eingeschränkt. In der Grippesaison 2008/2009 waren in den USA nahezu alle Virus-Isolate gegen das Mittel unempfindlich.
>
> Eine Anwendung ist nur unter ärztlicher Kontrolle und bei eindeutiger Indikation sinnvoll.

Erscheinungen auch einmal in Zusammenhang mit einer Influenza selbst auftreten können. Gleicherweise schwer beurteilbar sind die bisher gemeldeten Fälle von tödlichem Leberversagen, über die es in der Fachinformation heißt: «Häufigkeit nicht bekannt», und Meldungen über (sicher sehr seltene, aber potenziell lebensbedrohliche) schwerwiegende Hautreaktionen, über die ebenfalls Berichte eingegangen sind, deren Häufigkeit aber bisher auch nicht abschätzbar ist. Grundsätzlich sollte Oseltamivir (und ebenso Zanamivir) unter ärztlicher Kontrolle und nur in Fällen eingesetzt werden, bei denen eine klare Indikation dafür besteht. Würden Virustatika ohne einen gesicherten Influenzakontakt unkritisch von vielen Menschen genommen, dann würden sich die Resistenzen sicher noch rascher ausbreiten und damit eine wirksame Behandlung mit diesen Mitteln für Menschen, die sie tatsächlich brauchen könnten, womöglich verhindert. Immerhin konnte ich in der Anfangszeit nach der Zulassung von Oseltamivir einen Patienten beobachten, der bei einer Grippe eine Herzbeteiligung mit Rhythmusstörungen zeigte, die sich nach Gabe von Oseltamivir durch einen Kollegen rasch besserten. So etwas ist aber nur so lange möglich, wie die Viren noch empfindlich auf die Substanz reagieren. Eine rasche (und kardiologisch zu bestätigende) Ausheilung einer Herzbeteiligung nach Grippe konnte ich – bei anderen Patienten – auch unter einer anthroposophischen Behandlung sehen. Angesichts der Unsicherheiten hinsichtlich der Wirksamkeit von Virustatika ist es gewiss sinnvoll, über unterschiedliche Behandlungsoptionen zu verfügen.

Nur bei klarer Indikation einsetzen

Schon viel länger als Zanamivir und Oseltamivir ist Amantadin (oder 1-Adamantanamin, wie es chemisch korrekter heißen müsste) zur Vorbeugung und Behandlung der Influenza im Einsatz. In Deutschland sind relativ viele Grippemittel, die Amantadin enthalten, unter verschiedenen Handelsnamen verbreitet. Wie die zuvor beschriebenen Neuraminidasehemmer wirkt es nicht gegen die «gewöhnlichen» grippeähnlichen Erkältungskrankheiten. Laborversuche haben gezeigt, dass Amantadin die Freisetzung von Grippeviren aus infizierten Zellen hemmt (also umgekehrt wie bei den Neuraminidasehemmern, welche in erster Linie das Eindringen in die Zelle verhindern sollen). Letztlich wird ebenso wie bei den oben beschriebenen Mitteln die Weiterverbreitung der Viren im Organismus verhindert. Aus diesem Grund ist wiederum die Wirksamkeit an einen frühzeitigen Einsatz gebunden. Ein Einnahmebeginn innerhalb von 48 Stunden nach dem Auftreten erster Symptome gilt als erforderlich, die WHO hält dagegen Amantadin – und das verwandte Rimantadin – nur für sinnvoll, wenn

Amantadin beeinflusst Virusausbreitung

es am ersten Krankheitstag gegeben wird. Anders als Neuraminidasehemmer wirken Amantadin und Rimantadin nur gegen Influenzaviren der Gruppe A. Im Optimalfall muss daher beim Auftreten grippeartiger Erscheinungen vom Arzt ein Rachen- oder Nasenabstrich durchgeführt werden, aus dem dann durch einen Schnelltest untersucht wird, ob tatsächlich Influenza- (und nicht andere Erkältungs-)viren vorliegen. Zudem ist eine Differenzierung zwischen Influenza-A- und -B-Viren erforderlich. In Pandemiezeiten mit Massenerkrankungen an Influenza A könnte allerdings auf eine Bestimmung in jedem Krankheitsfall verzichtet werden.

Amantadin – kein Wundermittel

Ein Wundermittel ist Amantadin auch bei korrektem Einsatz nicht. Eine Studie ergab, dass bei rechtzeitiger Anwendung Fieber und Allgemeinsymptome (z.B. Gliederschmerzen, nicht jedoch Husten und Schnupfen) um ein bis zwei Tage verkürzt werden.

Nebenwirkungen

Ein weiteres Problem beim Einsatz von Amantadin stellen seine Nebenwirkungen dar. Wie im Kasten (siehe folgende Seite) erwähnt, wird es bei der Parkinson-Krankheit eingesetzt. Die bei dieser Erkrankung auftretende Bewegungsarmut und Erstarrung wird häufig durch Amantadin positiv beeinflusst, da durch die Substanz bestimmte Hirnareale aktiviert werden. Dies ist auch der Grund für die günstigen Wirkungen bei manchen verlangsamten Patienten nach Hirnverletzungen. Bei all diesen Patienten ist Amantadin relativ nebenwirkungsarm. Wenn man es aber in der Grippebehandlung bei Patienten mit normaler Hirnfunktion einsetzt, so fühlen sich diese häufig «überdreht», nervös und reizbar. Schlafstörungen sind verhältnismäßig häufig, ebenso Benommenheit und Schwindel. Gelegentlich können Bewegungsstörungen und Depressionen auftreten. Mundtrockenheit und Magen-Darm-Beschwerden kommen vor. Eine Ärztin, die ich einmal wegen einer Viruserkrankung mit Amantadin behandelt habe, sagte später, sie sei in dieser Zeit überhaupt nicht bei sich und nahezu «übergeschnappt» gewesen. Selbstverständlich gibt es aber auch Patienten, die eine solche Behandlung ohne wesentliche unerwünschte Wirkungen vertragen.

Rasche Resistenzentwicklung

Auch bei Amantadin und Rimantadin besteht das Problem relativ rascher Resistenzentwicklung. Wiederum ist es aber möglich, dass diese Mittel beim Auftreten eines neuen Virustyps mit der Tendenz zur pandemischen Ausbreitung zumindest für besonders gefährdet scheinende Patienten eine gewisse Rolle spielen könnten. Wegen des höheren Nebenwirkungspotenzials wahrscheinlich aber nur dann, wenn die Neuraminidasehemmer nicht (mehr) wirksam, nicht ausreichend verfügbar oder (für viele ärmere Länder) zu teuer sind. Das Virus der mexikanischen «Schweinegrippe» war von Anfang an nicht gegen Amantadin empfindlich.

> **Amantadin**
>
> Die Substanz leitet sich vom Adamantan ab, einer eigenartigen chemischen Verbindung, die früher «Diamantan» genannt wurde, da sie in ihrer Raumstruktur dem Diamant entspricht. Amantadin wurde wegen seiner Wirkung auf das Gehirn jahrzehntelang vor allem bei der Parkinson-Krankheit eingesetzt, seltener auch zur Antriebssteigerung bei Patienten, die bestimmte Schädel-Hirn-Verletzungen erlitten hatten. Bei diesen Anwendungsgebieten war eine oft recht befriedigende Wirkung zu beobachten. Mit dieser Wirkungsrichtung hängen aber auch mögliche unerwünschte Nebenwirkungen wie Schlafstörungen, Nervosität und andere psychiatrische Nebenwirkungen zusammen. Ganz ursprünglich wurde Amantadin aber als Mittel zur Behandlung der Grippe eingesetzt, und die Verwendungsmöglichkeit bei Hirnerkrankungen stellte sich erst infolge seiner Nebenwirkungen heraus. In der Geschichte der Medizin kam es häufiger vor, dass das ursprüngliche Einsatzgebiet eines Medikaments verlassen wurde, die anfängliche Nebenwirkung schließlich zur Hauptwirkungsrichtung wurde. Tatsächlich wurde Amantadin lange Zeit kaum zur Grippebehandlung eingesetzt, da es hier wenig wirksam und zu nebenwirkungsträchtig erschien. Vor allem vor der Zulassung der Neuraminidasehemmer erfuhr dieses Einsatzgebiet eine Renaissance. Wegen deren insgesamt selteneren Nebenwirkungen haben sie Amantadin inzwischen stark verdrängt. Aufgrund der massiven Zunahme von Resistenzen könnte sich das wieder ändern, wobei allerdings die wandlungsfähigen Grippeviren auch gegen Amantadin und Rimantadin rasch unempfindlich werden können.

Antibiotika

Antibiotika hemmen die Entwicklung von Bakterien oder töten sie gar ab. Viren werden von ihnen nicht beeinflusst, deshalb sind Antibiotika zur Behandlung von Grippe und Erkältungskrankheiten, die ja von Viren ausgelöst werden, welche keinen eigenen Stoffwechsel haben, nicht geeignet.

Antibiotika helfen nicht gegen Viren

   Allerdings machen virale Atemwegserkrankungen anfällig für nachfolgende bakterielle Erkrankungen. So können z.B. die Schleimhäute der Bronchien durch eine Grippeerkrankung so geschädigt werden, dass die Flimmerfunktion, die dem Abtransport von abgestorbenen Zellen, Schleim und Krankheitserregern dient, und weitere Abwehrmechanismen gestört sind. Dann kann sich z.B. eine bakterielle Bronchitis entwickeln, bei welcher der Einsatz von Antibiotika dann nötig sein kann, wenn der Patient besonders geschwächt ist. Verdächtig auf eine sekundäre bakterielle Infektion ist es immer, wenn nach Abklingen des Fiebers ein erneuter Fieberanstieg auftritt, sich das bereits gebesserte Befinden akut verschlechtert oder neue Krankheitserscheinungen auftreten. Dann sollte immer ein Arzt hinzugezogen werden, mit dem zusammen auch der Einsatz eines Antibiotikums erwogen werden muss. Da Antibiotika auch die nützliche Bakterienbesiedlung unseres Darmes und der Schleimhäute im Mund- und Rachenraum beeinträchtigen, was die Anfälligkeit erhöhen kann, sollte man eine antibiotische Behandlung begleiten. Hilfreich ist es vor allem, täglich etwas unerhitzten Joghurt oder rohes Sauerkraut zu essen, da in ihnen viele nützliche Milchsäurebakterien vorkommen, die natürlicherweise die Schleimhäute besiedeln. Treten Verdauungsstörungen auf, so kann eine Behandlung mit *Aquilinum comp.*, das die Dünndarmfunktion stärkt, und mit *Gentiana Magenglobuli* günstig sein. Letzteres enthält bitter schmeckende Enzian- und Wermutextrakte, welche die Verdauungsdrüsen aktivieren, auch sind entgiftend wirkende Potenzen von Löwenzahn (Taraxacum) und Nux vomica enthalten. Von beiden Mitteln verordne ich 3-mal täglich 5 bis 10 Globuli. Durchfall während einer antibiotischen Behandlung ist oft durch eine tiefe Störung des mikrobiellen Gleichgewichts bedingt. Eine Behandlung mit bestimmten Hefen (Saccharomyces boulardii, z.B. in Perenterol®) hilft hier oft rasch.

Sekundäre bakterielle Infektionen

Beeinträchtigung der natürlichen Bakterienflora

Starke Bauchschmerzen und Durchfall nach Antibiotika?

Es kann eine lebensbedrohliche Krankheit dahinterstecken

Sollte es während oder in den Wochen nach einer antibiotischen Behandlung zu starken Bauchschmerzen und Durchfall kommen, der auch blutig sein kann, so muss umgehend ein Arzt hinzugezogen werden. Ursache kann eine sogenannte pseudomembranöse Colitis, eine Darmentzündung durch das Bakterium Clostridium difficile sein. Dieses Bakterium ist gegen die meisten Antibiotika unempfindlich. Wenn andere Darmkeime durch Antibiotika eliminiert werden, kann sich dieser Erreger ungehemmt vermehren und die lebensbedrohliche Krankheit auslösen. Glücklicherweise helfen fast immer die Antibiotika Metronidazol oder Vancomycin, wobei aber rechtzeitige Diagnose und Behandlung wichtig ist. In weniger schwerwiegenden Erkrankungsfällen kann unter engmaschiger ärztlicher Kontrolle das schädliche Bakterium durch reichlichen Genuss von Joghurt und Sauerkraut, die nützliche Milchsäurebakterien enthalten, und durch Zufuhr von Bakterienpräparaten (wie z.B. Mutaflor®, Symbioflor® etc.) verdrängt werden.

«Vorbeugender» Einsatz nicht sinnvoll

Ein «vorbeugender» Einsatz von Antibiotika bei der Grippe ist nicht sinnvoll und wegen möglicher schwerer Nebenwirkungen abzulehnen. Bei sekundären bakteriellen Erkrankungen ist er selbstverständlich zu erwägen. Ausnahmen sind allerdings unter Umständen bei Patienten mit bestimmten Herzerkrankungen und künstlichen Herzklappen zu machen. Bei ihnen kann das Risiko bakterieller Absiedlungen an den Herzklappen so groß sein, dass ein vorbeugender Einsatz von Antibiotika gerechtfertigt sein kann. Auch bei bestimmten Formen von Immunschwäche (z.B. nach Chemotherapie) ist die Indikation für den Einsatz von Antibiotika großzügiger zu stellen. Dies kann nur im individuellen Gespräch mit dem Arzt geklärt werden.

Die «üblichen» Antibiotika werden fast alle aus Ausscheidungsprodukten von Schimmelpilzen und anderen Mikroorganismen gewonnen. Das erste Antibiotikum wurde aus dem Schimmelpilz Penicillium notatum gewonnen und erhielt daher den Namen «Penicillin». Aber auch höhere, am Licht gedeihende Pflanzen bilden bakterienhemmende Substanzen mit antibiotischer Wirkung. Zum Beispiel gilt dies für die

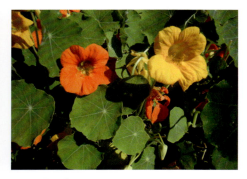

Kapuzinerkresse

scharf schmeckenden Inhaltsstoffe von Kapuzinerkresse und Meerrettich. Bei leichten bakteriellen Infektionen des Rachens oder der Blase kann eine Behandlung mit aus diesen Pflanzen gewonnenen Präparaten (z.B. Angocin® Anti-Infekt N) in Betracht kommen, da manche nachteiligen Wirkungen eigentlicher Antibiotika dabei nicht bestehen. Allerdings sind diese Präparate auch nicht so wirksam, und so muss eine solche Behandlung sorgsam kontrolliert werden. Auf jeden Fall aber kann es bei Halsbeschwerden nützlich sein, Kapuzinerkressenblätter zu kauen oder vermehrt Meerrettich zu essen.

Eventuelle Alternativen

Fiebersenkende und schmerzstillende Mittel

Dies sind die häufigsten schulmedizinischen Mittel, die bei Grippe und Erkältungskrankheiten eingesetzt werden. Für viele Menschen gilt Fieber noch immer als Krankheit. Entsprechend überzeugt sind sie von der Notwendigkeit, es zu senken oder möglichst vollständig zu unterdrücken. Berücksichtigt man aber, was bereits über das Fieber ausgeführt wurde, dann sieht man in ihm keinen Krankheitsausdruck, sondern den Versuch des Kranken, seine Krankheit zu überwinden. Tatsächlich können sich die meisten Krankheitserreger bei höheren Temperaturen nicht mehr vermehren. Fieber ist Ausdruck einer Aktivität des Menschen, es zu unterdrücken stellt zunächst einmal eine Behinderung dieser Aktivität dar. Für einzelne Krankheiten wurde gezeigt, dass fiebersenkende Maßnahmen zu einer Verschlechterung des Krankheitsverlaufs führen können. So verfünffachte sich die Masernsterblichkeit in einem afrikanischen Land bei routinemäßigem Einsatz von fiebersenkenden Maßnahmen und Beruhigungsmitteln (welche Fieberkrämpfe verhindern sollten). Die beste Prognose hatten Kinder mit Fieber zwischen 40 und 41 °C, das nicht medikamentös gesenkt wurde.[25]

Fieber ist keine Krankheit

Selbstverständlich heißt dies nicht, dass Fieber auf keinen Fall gesenkt werden darf. Wenn z.B. bekannt ist, dass ein Kind ab einer bestimmten Temperatur zu Fieberkrämpfen neigt, so kann es sinnvoll sein, einen weiteren Temperaturanstieg rechtzeitig zu verhindern. Fast immer gelingt dies durch Einsatz homöopathischer Mittel, die noch beschrieben werden, sowie durch Klistier oder Wadenwickel (siehe Seite 64 f.). Manchmal sind aber schulmedizinische Maßnahmen nötig, sei

Wann muss das Fieber gesenkt werden?

> **Acetylsalicylsäure**
>
> Schon seit Jahrhunderten war bekannt, dass die Weidenrinde schmerzstillend und entzündungshemmend wirken kann. Als schließlich aus der Weidenrinde eine weiße Substanz gewonnen wurde, welche diese Eigenschaften ebenfalls in hohem Grade hatte, erhielt sie nach der Weide (lat. Salix) den Namen Salicylsäure. Diese ist aber schlecht löslich und reizt vor allem die Schleimhäute des Magens bei Einnahme. Nachdem es 1853 dem Chemiker Gerhardt gelang, die Salicylsäure mit Essigsäure (Acidum aceticum) zur Acetylsalicylsäure (kurz ASS) zu verbinden, stand ein verträglicheres Mittel zur Verfügung, das später von den Bayer-Werken unter dem Namen Aspirin® weltweit vermarktet wurde. Heute hat die Herstellung der Acetylsalicylsäure allerdings nichts mehr mit Pflanzen zu tun, sondern sie erfolgt vollständig aus Erdölderivaten.

es, weil die zuvor angeführten Mittel doch einmal nicht ausreichen, sei es, weil sie – z.B. auf einer Reise – nicht zur Verfügung stehen.

Üblicherweise eingesetzte Substanzen

Alle üblicherweise eingesetzten Substanzen haben sowohl fiebersenkende als auch schmerzstillende Eigenschaften. Dies hängt mit ihren biochemischen Wirkungen auf sogenannte Entzündungsmediatoren und Zytokine zusammen, die im Rahmen von Entzündungen sowohl die Körpertemperatur steigen lassen als auch an der Entstehung von Schmerzempfindung beteiligt sind.

Heute spielen fast nur noch *Acetylsalicylsäure* (kurz ASS, bekanntestes Mittel ist Aspirin®) und *Paracetamol* (z.B. ben-u-ron®) eine Rolle. Früher wurde häufig noch *Metamizol* (z.B. Novalgin®) eingesetzt, es ist aber – vielleicht nicht ganz zu Recht – im Vergleich zu den vorgenannten Mitteln außer Gebrauch gekommen, weil es – allerdings sehr selten – tödliche Komplikationen durch Störung der weißen Blutkörperchen (sogenannte Agranulozytose) auslösen kann.

ASS wirkt stark fiebersenkend, schweißtreibend und mittelstark entzündungshemmend. In den letzten Jahren wird es sehr viel zur Vorbeugung von Herzinfarkten und Schlaganfällen eingesetzt, da es die Gerinnbarkeit des Blutes herabsetzt und daher in gewissem Ausmaß einer Gerinnselbildung entgegenwirken kann. Auch hier hat man es mit einem Fall zu tun, wo eine frühere unerwünschte Nebenwirkung zur erwünschten Hauptwirkung wurde. Die Herabsetzung der Blutgerinnung kann aber auch heute noch Schwierigkeiten machen. Schon nach einmaliger Einnahme ist für 10 Tage das Blutungsrisiko erhöht, weshalb in dieser Zeit z.B. keine Operationen durchgeführt werden sollten. Da ASS immer noch die Magenschleimhaut angreift (allerdings nicht mehr so stark wie die reine Salicylsäure), kann sie zu schweren Magenblutungen führen. Bei dem ausgedehnten – und durchaus sinnvollen – Einsatz der Substanz gehen jährlich weltweit wohl Tausende von Blutungsereignissen – auch solche mit Todesfolge – auf die Substanz zurück. Zwar ist der Einsatz bei einer fieberhaften Infektionskrankheit in den allermeisten Fällen nicht von Komplikationen gefolgt, man muss sich aber bewusst sein, dass man es mit einem hochwirksamen und potenziell nebenwirkungsreichen Medikament zu tun hat. Besonders zurückhaltend sollten Patienten sein, die unter Ohrgeräuschen (Tinnitus) leiden, da es bei Anwendung von ASS – zumindest in höheren Dosen – zu Verschlechterungen kommen kann. Daueranwendung kann darüber hinaus die Niere schädigen.

ASS senkt nicht nur Fieber, es behindert auch die Blutgerinnung

Erhöhtes Blutungsrisiko

Bei Kindern mit Virusinfekten soll man ASS grundsätzlich vermeiden, wenn es der Arzt nicht ausdrücklich anders verordnet. Vor allem nach Anwendung von ASS bei Windpocken und Grippe kann es bei Kindern und Jugendlichen zum – insgesamt seltenen – Reye-Syndrom kommen. Bei dieser Krankheit kommt es zu schweren Störungen des Gehirns und der Leber mit leider in mehr als einem Drittel der Fälle tödlichem Ausgang. 1980 wurden in den USA noch 555 Fälle von Reye-Syndrom bekannt, durch Elterninitiative (!) wurde der Zusammenhang mit ASS erkannt. Nachdem erste Warnungen ausgesprochen wurden, ASS bei Viruskrankheiten von Kindern zu vermeiden, ging die Häufigkeit kontinuierlich zurück, eine weitere starke Häufigkeitsabnahme wurde beobachtet, nachdem gegen den Widerstand der Hersteller alle Präparate, die ASS enthalten, mit einem entsprechenden Warnhinweis versehen wurden. In den letzten Jahren wurden nur noch zwei Reye-Fälle pro Jahr gemeldet.[26] Der Fall ist umso bemerkenswerter, als ASS als eines der sichersten Medikamente bei Kindern galt und lange Zeit niemand den Verdacht wahrhaben wollte.

Kinder sollten in der Regel wegen der Gefahr tödlicher Komplikationen kein ASS bekommen

Paracetamol In den 70er-Jahren war Paracetamol in England das meistverwendete Selbstmord- und ein häufiges Mordgift. Dies ist umso erstaunlicher, als der Tod an Leberversagen, der bei Überdosierung von Paracetamol eintreten kann, alles andere als sanft ist. Vermutlich war die leichte Verfügbarkeit der Substanz Ursache des Missbrauchs. Von dem bis 2009 ohne Rezept erhältlichen Mittel genügte schon der Inhalt der kleinsten gebräuchlichen Packung, um eine tödliche Dosis zu besitzen. Ganz selten kann auch eine übliche Dosis tödliche Folgen haben. Ein Freund von mir musste dies bitter erfahren. Er war als Arzt auf einer Intensivstation tätig, wo er die Schmerzen eines Patienten nach einer schweren Herzoperation mit einer (!) Gabe des sonst so harmlosen Mittels behandelte. Der Patient entwickelte ein Leberversagen, aus dem er auch durch eine Lebertransplantation nicht zu retten war. Eine sorgfältige Analyse ergab, dass wohl tatsächlich die Gabe der einen Dosis verantwortlich war, nachdem die Leber durch die vorausgegangene lange Narkose die körpereigene Substanz Glutathion, die zur Entgiftung von Paracetamol benötigt wird, bereits verbraucht hatte. Auch bei Patienten mit Leberschädigung aus anderer Ursache (z.B. aufgrund Alkoholmissbrauchs) kann die Glutathionreserve eingeschränkt und die Empfindlichkeit gegenüber Paracetamol erhöht sein.

Ich schreibe dies nicht, um Ängste zu schüren. Trotz allem ist Paracetamol meist sehr verträglich. Man muss aber wie gesagt die Do-

---

Paracetamol

Paracetamol ist bei richtiger Dosierung vergleichsweise harmlos. Auch dieses Mittel senkt Fieber zuverlässig und wirkt relativ gut gegen Schmerzen. Nebenwirkungen sind bei Einsatz dieser Substanz ziemlich selten. Man muss sich allerdings streng an die Dosierungsrichtlinien halten. So gut verträglich Paracetamol bei sachgemäßer Dosierung ist, so schlimm können die Folgen einer Überdosierung sein. Schon das Dreifache der üblichen Tagesdosis kann ein tödliches Leberversagen zur Folge haben. Es ist daher sehr zu begrüßen, dass Paracetamol inzwischen der Verschreibungspflicht unterstellt wurde.

sierung streng einhalten und darf die Gaben nicht in zu kurzen Abständen wiederholen. Die Angaben des Beipackzettels sind sorgfältig zu beachten, und für Säuglinge und Kleinkinder sind nur die für sie vorgesehenen Präparate einzusetzen, keinesfalls aber solche, die für Erwachsene bestimmt sind. Insgesamt gibt es gute Gründe, wo es geht – und dies ist meistens der Fall – andere «natürliche» Medikamente einzusetzen, die nachfolgend beschrieben werden.

Strenge Beachtung des Beipackzettels ist für sichere Anwendung unabdingbar

Potenzierte Heilmittel bei Grippe und Erkältungskrankheiten

Zunächst werden Behandlungsmöglichkeiten hinsichtlich der Gesamtheit der Erkrankung geschildert, dann wird auf besondere Situationen wie Halsschmerzen, Ohrenweh usw. eingegangen.

Grundsätzlich wichtige Arzneien

Wenn eine Grippe oder hochfieberhafte Erkältungskrankheit plötzlich mit Schüttelfrost und hohem Fieber beginnt, so ist zunächst meistens Aconitum, manchmal auch Belladonna angezeigt.

Aconitum ist der Eisen- oder Sturmhut, ein blau-violett blühendes, sehr giftiges Hahnenfußgewächs, dessen Blüte an Helm und Visier eines Ritters erinnert. Während die Verwandten des Eisenhuts aus der Familie der Hahnenfußgewächse ihre meist gelben Blüten zum Himmel und zur Sonne öffnen, ist bei ihm die Achse seiner dunklen Blüte in die Horizontale verschoben. Solche Abweichungen findet man oft bei Giftpflanzen. Zwar sind fast alle Arten der Hahnenfußfamilie mehr oder minder giftig, Aconitum ragt aber als giftigste Pflanze Europas diesbezüglich weit heraus. In der Natur wächst Aconitum an windexponierten Stellen in den Bergen, und kalter Wind ist häufig auch Auslöser von Krankheiten, die dieses Arzneimittel in potenzierter (und damit ungiftiger) Form erfordern. Blässe und inneres Kältegefühl, häufig auch Schüttelfrost, bei starkem Fieber und trockener Haut ist sehr charakteristisch für einen Aconitum-Zustand. Oft besteht auch Ängstlichkeit und Unruhe. Am besten ist es, Aconitum D6 zu nehmen, wobei man 30 Globuli oder Tropfen in einem halben Glas Wasser auflöst und davon halbstündlich einen Teelöffel voll nimmt. Bei Kindern sollte man immer Globuli bevorzugen, um den Alkohol der Tropfen zu vermeiden. Bei Kindern kann man die Dosis auf die Hälfte, bei Säuglingen auf ein Drittel reduzieren.

Aconitum hilft oft zu Krankheitsbeginn

Bei Kindern Globuli bevorzugen

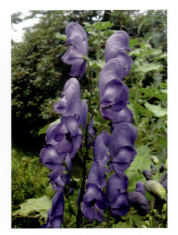

Aconitum – tief eingekerbte Blätter und eine sonnenabgewandte, visierartig verschlossene dunkle Blüte kennzeichnen diese Pflanze.

Selbstverständlich müssen auch Alkoholiker grundsätzlich alkoholfreie Zubereitungen bekommen.

Nachdem Aconitum geholfen hat, bricht oft Schweiß aus, die vorher kalten Glieder sind jetzt warm, das Gesicht gerötet. Nicht selten führt der Blutandrang zum Kopf zu klopfenden Schmerzen. Jetzt ist *Belladonna*, die Tollkirsche angezeigt. Es kann aber auch schon von Anfang an ein Belladonna-Zustand bestehen. Die allermeisten Entzündungen kann man zu Beginn mit Belladonna behandeln. Dies gilt vor allem, wenn klopfende Schmerzen durch den Blutandrang vorhanden sind, sei es im Hals bei einer Mandelentzündung, sei es in einem verletzten Finger. Sobald jedoch Eiterungen zu sehen sind, sind andere Mittel eher indiziert als Belladonna.

Höhere Potenzen als die D6 helfen bei beiden Arzneimitteln schneller, bei der Gabe einer D30 wird das Fieber oft vollständig verschwinden. Wenn man sich aber an die positiven Effekte des Fiebers erinnert, erscheint es meist richtig, eine milde, aber zuverlässige Wirkung zu erzielen. Belladonna hilft auch dann, wenn es im Zuge des Fiebers zum «Phantasieren» kommt, was vor allem bei Kindern häufig ist. Die Kinder sehen dann Gestalten oder erzählen allerhand wirre Geschichten. Dies beunruhigt die Eltern verständlicherweise, ist aber nicht gefährlich. In diesen Fällen kann eine höhere Potenz, z.B. eine D30 oder D12, besser sein. Man gibt diese dann nur zwei- oder dreimal im Abstand ei-

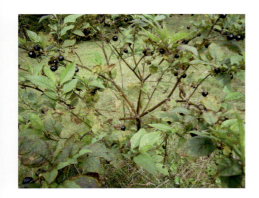

Die typische Gestalt von Belladonna: Über einem aufrechten Stamm weichen plötzlich die einzelnen Zweige auseinander. Die glänzenden Beeren erinnern an Augen und daran, dass der Saft dieser Pflanze die Pupillen erweitert und die Augen lichtempfindlich macht. Eine etwas gespenstische Stimmung geht von dieser Pflanze aus, wie man sie manchmal auch im Fieber empfinden kann.

ner halben Stunde. Die genannte Gabe der Tiefpotenz dient mehr der richtigen Verteilung der Wärme als einem Vorgehen gegen das Fieber selbst, das ja der Überwindung der Krankheit dient.

Weniger dramatisch sind die Fiebersymptome bei *Ferrum phosphoricum*; ähnlich wie Aconitum und Belladonna wird es oft zu Beginn der Erkrankung gebraucht. Am besten scheint mir bei diesem Mittel die D12 zu sein. Meist lasse ich anfangs alle halbe Stunden 5 Globuli einnehmen, bei ganz kleinen Kindern genügen 3 Globuli. Ferrum phosphoricum kann auch dann helfen, wenn Ohrenschmerzen oder Durchfall das Fieber begleiten, es stabilisiert auch den Kreislauf.

Ferrum phosphoricum

Ist neben Aconitum-Symptomen eine ausgeprägtere Schwäche vorhanden, z.B. durch Durchfall, so ist oft *Aconitum/China comp.* ein ausgezeichnetes Mittel. Meist lasse ich davon 4-mal täglich 5 Globuli nehmen. Sehr gut wirken hier oft auch Zäpfchen (Suppositorien) dieses Mittels.

Anwendungshinweise für potenzierte Heilmittel

Die Mundschleimhaut ist sehr aufnahmefähig, manche Arzneimittel wandern durch sie hindurch fast so schnell in den Kreislauf, als wenn sie gespritzt würden. Zudem ist der Mundbereich ein Zentrum der Wahrnehmung: Tast-, Geschmacks- und Geruchssinn vereinen sich hier. In der Embryonalzeit müssen alle sogenannten «Keimblätter» zusammenwirken, um in komplizierten Entwicklungsvorgängen die Mundregion auszubilden. Aus diesen Keimblättern entwickeln sich alle Gewebe und Organe des menschlichen Leibes, und so besteht eine ursprüngliche Verwandtschaftsbeziehung dieser Region zum ganzen Körper. Potenzierte Heilmittel sollen daher nicht einfach geschluckt, sondern länger im Mund behalten werden. Mindestens eine Minute sollte man Tropfen oder Ampulleninhalt im Mund lassen, bevor man sie hinunterschluckt. Globuli lässt man entweder langsam im Mund zergehen oder löst sie in klarem Wasser auf und lässt die Lösung ebenfalls einige Zeit im Mund, bevor sie geschluckt wird. Die Auflösung der Globuli führt oft zu einer besonders deutlichen, aber auch milden Wirkung. Man versteht dies viel-

> leicht, wenn man die Globuli den Samenkörnern vergleicht, in denen auch eine Wachstumskraft zur Ruhe gekommen ist, sich aber entfaltet, sobald Wasser hinzugegeben wird.
>
> Grundsätzlich sollte man nicht unmittelbar nach der Einnahme potenzierter Medikamente essen (und schon gar nicht vorher) sondern damit mindestens eine Viertelstunde warten, da starke Geschmackseindrücke die Aufnahmefähigkeit für die feine Wirkung der Medikamente behindern. Gleiches gilt selbstverständlich für Zähneputzen, Kaugummikauen und Rauchen.
>
> Häufig wird angenommen, Kaffeegenuss oder Pfefferminzöl würden die Wirkung homöopathischer Arzneien völlig zunichte machen. Dies entspricht nicht meiner Beobachtung. Pfefferminzöl hat aber eine lokal leicht betäubende Wirkung und macht den Mund für neue Eindrücke unempfindlich (man kann auch kein Essen abschmecken, kurz nachdem man sich mit einer stark pfefferminzhaltigen Zahnpasta die Zähne geputzt hat). Eine homöopathische Gabe unmittelbar nach Pfefferminzgenuss muss somit weitgehend unwirksam bleiben. Ähnliches gilt sicher für den Kaffee. Will man eine optimale Wirksamkeit erreichen, so sollte man tatsächlich Pfefferminzzubereitungen (aber auch andere ätherische Öle) weglassen, zumindest aber sollte man einen entsprechenden zeitlichen Abstand einhalten.

Meteoreisen   Von besonderer Bedeutung beim Beginn eines grippalen Infektes scheint mir *Meteoreisen* zu sein (das es in Kombination mit potenziertem Phosphor und Quarz als *Meteoreisen Globuli* bzw. *Meteoreisen Inject* sowie als Einzelmittel unter der lateinischen Bezeichnung *Ferrum sidereum* im Handel gibt). Für mich ist Meteoreisen «das Grippemittel» schlechthin. Im Kapitel über Grippeursachen wurde über den eigenartigen Zusammenhang von Grippepandemien und Phasen maximaler Sonnenfleckenaktivität berichtet. Es wurde gezeigt, dass im Bereich der Sonnenflecken das von der Sonne ausstrahlende Licht einerseits zurückgedämmt wird, dass andererseits hier aber in gewaltigen Eruptionen Sonnenmaterie ins All geschleudert wird. Rudolf

Sonnensubstanz   Steiner schildert nun, dass solche ausgeworfene Sonnensubstanz in

Beziehung steht zur Bildung von Meteoreisen. Tatsächlich kann man mit spektralanalytischen Messungen starke «Eisenlinien» im Sonnenlicht wahrnehmen, die auf ein Vorhandensein dieses Metalls in der Sonne schließen lassen. In letzter Zeit wurden darüber hinaus feinste Eisentingierungen des von der Sonne ausstrahlenden «Sonnenwindes» festgestellt.[27] Darüber hinaus gibt es Hinweise darauf, dass in der Sonnenmaterie, die in den Sonnenflecken ausgeworfen wird, ein erhöhter Eisengehalt besteht. Die derzeitige astronomische Auffassung sieht den Bildungsort des Meteoreisens dagegen in viel sonnenferneren Gegenden, allerdings wird auch hier angenommen, dass es ursprünglich aus sonnenartigen Vorgängen gewaltiger «Kernverschmelzungen» in den Frühzeiten unseres Universums hervorgegangen ist.[28] Auch wenn eine unmittelbare physische Identität der feinsten, von der Sonne ausgehenden Eisenwirkung mit den greifbaren Eisenquantitäten der Meteoriten nicht behauptet werden kann, so ist doch eine qualitative Verwandtschaft festzustellen. Schneidet man ein Stück Meteoreisen durch und ätzt es an, so erscheinen strahlige Kristallstrukturen, die Neumann'schen Linien und Widmannstätten'schen Figuren, die in irdischem Eisen nicht auftreten.[29] Auch an diesen sternartigen Strukturen kann man Sonnenqualitäten erfühlen. Im Sternschnuppenfall erleben wir ein Lichtphänomen am Himmel, zu dem es in gewisser Weise eine Parallele in uns gibt. Wenn unsere der Abwehr dienenden weißen Blutkörperchen Bakterien abtöten, die sie «aufgefressen» haben, senden sie dabei Lichtblitze aus. Mit sehr empfindlichen Messinstrumenten (Photomultipliern), die ursprünglich zur astronomischen Beobachtung sehr entfernter Sterne entwickelt wurden, lassen sich diese Lichtblitze wahrnehmen. Je «leuchtender» das Blut ist, desto intensiver arbeiten diese Immunzellen. Interessanterweise kommt das Leuchten durch einen chemischen Prozess – die «Fenton-Reaktion» – zustande, in dessen Zentrum wieder gerade Eisen steht.

Kosmisches Eisen

Blutzellen senden bei der Abwehr Licht aus

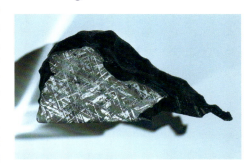

Meteoreisen – handgreifliches Relikt einer flüchtigen Lichterscheinung am Himmel. Die äußere Schmelzrinde ist dunkel, doch im Inneren belegen die leuchtenden Kristalllinien kosmische Herkunft und Lichtverwandtschaft.

In Zusammenhang mit Meteoriten gibt es eine weitere erstaunliche Tatsache: Eine geochemische Arbeitsgruppe um Astrid Holzheid veröffentlichte in der Zeitschrift «Nature»[30] neue Erkenntnisse, die nahelegen, dass alles Gold, das wir auf der Erde finden, ausschließlich durch Meteoriten zu uns gelangt ist. Dies zeigt den intensiven Austausch von Kosmos und Erde. Das Gold, reines Metall, das von alters her in seinen inneren Qualitäten der Sonne zugeordnet wird, ist uns offenbar ebenso wie das Meteoreisen durch die «kosmischen Sendboten» der Meteoriten gleichsam als Geschenk des Weltalls vermittelt worden. Im Abschnitt zu Therapiemaßnahmen in der Rekonvaleszenz nach Grippe wird uns auch das Gold nochmals begegnen (siehe Seite 136).

Intensiver Austausch von Kosmos und Erde

Meteoreisen Globuli und Inject sind vor allem angezeigt, wenn man sich erschöpft und abgespannt fühlt, leichtere Krankheitssymptome auftreten, aber die Krankheit nicht richtig durchbricht. Alle drei Inhaltsstoffe haben Beziehung zum Licht. Meteoreisen wird aus Eisenmeteoriten gewonnen, sie sind gleichsam Sendboten aus dem Kosmos, die ab und an unerwartet am Himmel aufleuchten und zu Boden fallen. Sternschnuppen sind winzige Meteoriten, die zu klein sind, um die Erde zu erreichen – sie verglühen beim Eintritt in die Atmosphäre, setzen mit ihrem Aufleuchten aber doch ein Zeichen. Phosphor ist ein geheimnisvoll im Dunklen leuchtendes Element, das sich plötzlich spontan mit heißer Flamme entzünden kann und dann reichlich Licht freisetzt. Quarz schließlich ist die transparenteste Substanz der Natur, in ihm wird die Materie ganz durchlässig, sogar ultraviolettes Licht, das von Fensterglas aufgehalten wird, tritt durch ihn hindurch.

Beziehung zum Licht

Die Grippe tritt vor allem in Zeiten des Lichtmangels auf – nicht nur in äußerem Sinn. Auch wenn die innere Lichtfreisetzung erlahmt, die Initiative gehemmt, die Stimmung gedrückt ist, besteht eine Anfälligkeit für Grippe und Erkältung. Hier wirkt Meteoreisen oft großartig, allerdings vor allem, wenn es gespritzt wird. Die beste Wirkung erreicht das Mittel, wenn man es vom Arzt in die Vene spritzen lässt. Viele Patienten berichten, dass sie sich anschließend kräftiger fühlen, innerlich gestraffter und klarer sehen können (eine Patientin spricht deshalb immer von der «Klarsichtspritze»). Leider ist das Mittel nicht für die intravenöse Gabe zugelassen, ich habe es aber viele hundert Mal so gegeben und ebenso zahlreiche Kollegen, wobei es nie Schwierigkeiten gab. Allerdings kann dies so nur durch den Arzt erfolgen.

Meteoreisen – Basismittel bei Grippe

Wenn man Globuli nimmt, muss man sie relativ hoch dosieren. Bei «Grippegefühl» nimmt man stündlich 10 Globuli. Das Mittel ist gut zur

Basisbehandlung der Grippe geeignet, auch dann, wenn zusätzlich andere der geschilderten Mittel gegeben werden. Zur Vorbeugung und in der Rekonvaleszenz genügt es, 1- bis 3-mal täglich 10 zu nehmen.

Wendet man potenziertes Meteoreisen allein und ohne weitere Kompositionsbestandteile (z.B. Ferrum sidereum D6 Trit.) beim Menschen an, so beobachtet man oft eine sehr gute Wirkung bei diffusen Ängsten und Panikattacken. Es handelt sich also um eine mutig, beherzt stimmende Substanz. Wir hatten gesehen, dass ein Mangel dieser Seelenqualitäten den Menschen besonders anfällig macht. Bei Grippe und Grippefolgen mache ich immer wieder gute Erfahrungen mit der Einzelsubstanz, vor allem aber mit dem genannten Kompositionsmittel.

Gute Wirkung bei diffusen Ängsten und Panikattacken

Sieht man die Signaturen in ihrer Gesamtheit, so erkennt man, dass offenbar in Zusammenhang mit einem kosmischen Geschehen, das große Bevölkerungsteile geneigt macht, an Grippe zu erkranken, auch im Kosmos die Entstehung eines wichtigen Heilmittels veranlagt wird. Man fühlt sich an das Motiv im Parzival erinnert, dass das Schwert, welches die Wunde schlug, diese auch zu heilen vermag.

Dabei muss es nicht immer nur die zubereitete Substanz aus der Apotheke sein, die heilsam wirkt. Mut und Gedankenklarheit, aber auch Herzenskraft, Liebefähigkeit, «Sonnenqualitäten» in sich zu pflegen kann Ausgangspunkt für Gesundheit sein. Das Anschauen der Vorgänge im Kosmos kann eine Anregung sein, dies meditativ in sich zu vertiefen.

«Sonnen-qualitäten»

Nun aber zurück zur konkreten Grippebehandlung. Ein weiteres Mittel, das zeitig zu Beginn der Erkrankung gegeben diese manchmal noch abhalten kann, ist *Camphora*. Diese aus der Rinde des tropischen Kampferbaumes durch Wärmebehandlung gewonnene Substanz schmeckt bitter und brennend, was man auch noch an den Camphora D3 Ampullen (Wala), die wir in unserer Praxis oft als Trinkampullen geben, noch bemerken kann. Saugt man die Flüssigkeit mit einem Trinkhalm auf und behält sie noch ca. eine Minute im Mund, so wird eine verstopfte Nase häufig frei und es tritt oft bei einem zuvor frierenden Patient ein angenehmes Durchwärmungsgefühl auf. Zudem kräftigt Camphora den Kreislauf.

Camphora durchwärmt

Eine typische Grippe geht mit *Muskelschmerzen* einher. Hiergegen helfen folgende Mittel am besten:

Rhus toxicodendron bei Muskelschmerzen und Unruhe, die durch Bewegung besser werden

Rhus toxicodendron e fol D12 (10 Globuli in ¼ Glas Wasser, halbstündlich 1 Teelöffel) ist angezeigt, wenn im ganzen Körper Muskelschmerzen bestehen, die durch Bewegung wesentlich gebessert werden. Eine starke Unruhe besteht deshalb bei den meisten Patienten, die daher rührt, dass fortgesetzte Bewegung tatsächlich bessert, in Ruhe dagegen alles schlimmer wird. Ganz besonders hilfreich ist Rhus toxicodendron auch, wenn es im Rahmen des Infektes zu Fieberbläschen an den Lippen kommt. Der Giftsumach, ein Verwandter des Essigbaums, der die Ausgangssubstanz für dieses Medikament darstellt, stammt aus einer tropisch beheimateten Familie und wächst in Nordamerika wild. Er ist damit der Vertreter seiner Familie, der sich am weitesten von seinem Ursprung entfernt hat. Seine gesamte Gestalt findet (im Gegensatz zum Essigbaum) zu keiner Aufrechte, die Äste winden sich eigenartig verschraubt, und überall treiben Ausläufer aus dem Boden. Etwas von der Ruhelosigkeit, die man im Arzneimittelbild findet, spürt man bereits beim Anblick der Pflanze. Im Herbst leuchtet nach den ersten kühlen Nächten der Giftsumach leuchtend rot auf, längst bevor andere Pflanzen Herbstfärbung annehmen. Wie dieser nördlichste Vertreter einer Tropenfamilie vom Kälteeinbruch zu einer «entzündungsartigen» Reaktion veranlasst wird, hilft Rhus toxicodendron oft besonders gut, wenn

Folgen einer Unterkühlung

Folgen einer Unterkühlung (z.B. durch Luftzug) zu behandeln sind. Rhus toxicodendron eignet sich auch sehr zur Behandlung anhaltender Schwäche gegen Ende einer Viruskrankheit.

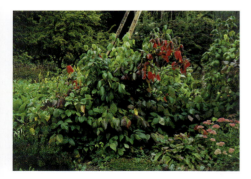

Eigenartig gewundene, nie wirklich aufrechte Äste und eine sehr früh einsetzende leuchtend rote Herbstfärbung kennzeichnen den Giftsumach (Rhus toxicodendron).

Bryonia e rad. D6 oder D12, die Zaunrübe, (ebenfalls am besten in der beschriebenen Weise gelöst genommen) hilft dagegen bei Schmerzen, die völlige Ruhe, ja Bewegungslosigkeit verlangen. Jede Bewegung ist unerträglich. Oft ist dies auch hinsichtlich der Augenmuskeln der Fall, weshalb Lesen sehr unangenehm ist. Meist sind die Kranken reizbar angespannt und haben viel Durst, häufig auf Kaltes. Die Gliederschmerzen werden meistens durch anhaltenden Druck besser (während beginnender und oberflächlicher Druck unangenehm ist). Bryonia ist in dem unten beschriebenen wichtigen Grippemittel *Gelsemium comp.* enthalten.

Eupatorium D6, der wilde Dost, (stündlich 5 Globuli, nach Eintritt der Besserung kann man es seltener geben), hilft dagegen vor allem dann, wenn die *Schmerzen* hauptsächlich in den *Schienbeinen* sitzen, allerdings können auch Schmerzen in anderen Körperteilen vorhanden sein, z.B. in Form von Bauchschmerzen mit Übelkeit. Charakteristischerweise ist das Fieber, das durch Eupatorium gebessert wird, *morgens höher*, während es für gewöhnlich ja abends ansteigt. Oft ist auch Husten vorhanden, der im Kehlkopf und Kopf wehtut.

Eupatorium bei Schienbeinschmerzen

Ein gutes Grippemittel kann auch *Arnica* sein. Es liegt dann oft ein schwerer Krankheitszustand vor, oft sind die Patienten relativ apathisch, das Gesicht ist meist rot, wesentlich aber sind *starke Muskelschmerzen*. Selbst das Bett scheint zu hart zu sein. Wenn Patienten einem bei einer schweren Erkältung oder Grippe sagen, sie wüssten nicht, ob sie liegen oder sitzen sollen, alles sei unerträglich, hilft oft Arnica D12 (2- bis 3-mal täglich 5 Globuli). Oft erscheint es dann als richtiges «Wundermittel». Auch bei Patienten mit «Schweinegrippe» hat sich dieses Mittel bereits sehr bewährt.

Arnica hilft bei starken Muskelschmerzen

Weniger schlimm sind die Muskelschmerzen, die durch *Gelsemium*, den wilden Jasmin, gebessert werden. Die Schmerzen stellen sich eher als ein dumpfes Ziehen dar. Immer liegt ein starkes Erschöpfungsgefühl vor, manchmal sogar ein Zittern der Glieder. Charakteristischerweise bestehen dumpfe Kopfschmerzen, die oft wie ein Band

Gelsemium bessert oft Kopfschmerzen

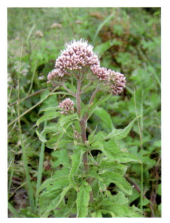
Eupatorium

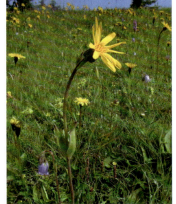
Arnica

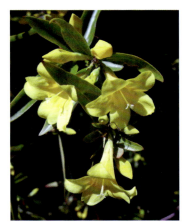
Gelsemium

über den Schläfen empfunden werden, weshalb Gelsemium als eines der wichtigsten Mittel bei Grippe mit vorwiegenden Kopfsymptomen («Kopfgrippe») gilt. Meist hilft das Mittel gut in der D12.

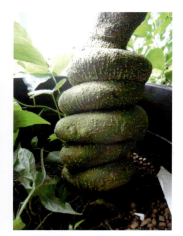

Nux vomica. Im verschlungenen Stamm fühlt man die Stauung, die sich einmal explosiv entladen kann.

Von den «allgemeinen Grippemitteln» ist schließlich noch *Nux vomica*, die Brechnuss, der steinharte Samen einer südamerikanischen Pflanze, zu nennen. Erkältungskrankheiten und Grippe, die gehetzte, überarbeitete, erschöpfte Menschen trifft, reagieren oft sehr gut auf Nux vomica D12 oder D30 (2-mal täglich 5 Globuli). Viele Manager brauchen dieses Mittel gelegentlich. Zwar sind eher Männer «Nux-vomica-bedürftig», eine in Beruf, Familie, Haushaltsführung und Erziehung geforderte Frau kann dieses Mittel aber auch gelegentlich benötigen. Wenn dieses Mittel indiziert ist, frieren die Betroffenen charakteristischerweise sehr. Gerade zu Beginn einer Erkältung kann Nux vomica hilfreich sein, wenn die Nase trocken, aber verstopft ist, es im Hals kratzt und in der Stirn ein dumpfer Druck empfunden wird. Später werden andere Mittel benötigt, oft kann aber auch eine «Grippe» im Anfangsstadium durch diese Arznei aufgehalten werden. Selbstverständlich muss man trotz Einnahme des Medikamentes versuchen, sein Leben so zu verändern, dass es auch noch Momente des Innehaltens und Kraftschöpfens gibt, sonst erweist man sich einen Bärendienst, wenn die Medizin das «falsche Tun» nur noch weiter unterstützt. In diesem Fall kann es schließlich zu einem Zusam-

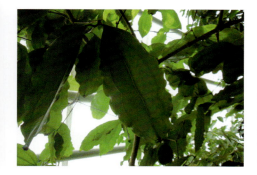

Nux vomica. Verfolgt man die Blattkontur, empfindet man fast das vibrierende Beben, das den Seelezustand des Nux-Vomica-Patienten auszeichnet. In der Vergiftung mit der Pflanze kann sich das zu sehr unangenehmen Krämpfen steigern.

menbruch kommen, der sehr viel schlimmer und anhaltender sein kann, als es ein paar Tage Bettruhe und Besinnung gewesen wären. Besonders bewährt hat sich Nux vomica gerade auch bei Patienten, die viel Kaffee trinken, um ihren aufreibenden Tagesanforderungen noch gerecht werden zu können. Auch die Sinnesüberempfindlichkeit, Übelkeit und Reizbarkeit, die einen «Kater» nach übermäßigem Alkoholkonsum auszeichnen, stellen eine typische Indikation für Nux vomica dar. Wenn ähnliche Erscheinungen bei einer Grippe auftreten, werden sie von Nux vomica gut gelindert.

Nux vomica bei Sinnesüberempfindlichkeit

Der homöopathischen Tradition zufolge kommt Nux vomica meist für Männer, *Pulsatilla* (die Kuh- oder Küchenschelle) für Frauen in Frage. So uneingeschränkt gilt das heute nicht mehr. Pulsatilla kann ein sehr nützliches Mittel bei Erkältungskrankheiten sein, vor allem dann, wenn eine etwas weinerliche oder besonders anhängliche Stimmung auftritt. Man erlebt das oft auch bei Kindern beiderlei Geschlechts. Dann hilft Pulsatilla auch bei Fieber (das häufig mit deutlichem Schwächegefühl und wenig Durst verbunden ist). Vor allem aber ist das Mittel bei Katarrhen angezeigt, also bei Schleimabsonderungen. Diese sind, wenn Pulsatilla helfen soll, im Allgemeinen mild, das heißt sie reizen Haut und Schleimhäute nicht und sie sind gelblich-weiß, rahmähnlich. Dann hilft Pulsatilla bei Schnupfen, Halsweh, Ohrenentzündung, Bindehautreizungen, durchaus aber auch im Rahmen einer richtigen Grippe. Am Anfang gibt man 5-mal, später 3-mal täglich 5 Globuli oder Tropfen der D6. Sollte sich die weinerliche Stimmung verstärken, nimmt man das Mittel nicht mehr und lässt es auswirken. Tropfen, die 18% Alkohol enthalten und aus der ganzen Pflanze hergestellt sind, gibt es unter anderem von der Weleda, Globuli beispielsweise von der DHU. Die Globuli der Wala werden nur aus der Pulsatillablüte hergestellt. Diese helfen gut hinsichtlich der seelischen Probleme und der Katarrhe, gegen die genannte Schwäche helfen die Präparate aus der ganzen Pflanze besser.

Pulsatilla bei milden Katarrhen und weinerlicher Stimmung

Die Küchenschelle ist kräftig und blüht bald nach der Schneeschmelze im Frühling mit ihrer violetten Blüte, die von leuchtend gelben Staubblättern erfüllt ist. Das hat den anthroposophischen Arzt Dr. Friedwart Husemann dazu veranlasst, sie auch bei Schwäche nach einer Erkältung zu empfehlen, was sich gut bewährt hat (vor allem bei den beschriebenen seelischen Symptomen und eher bei blonden,

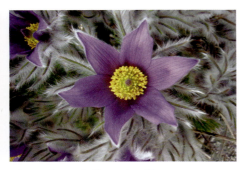

Die Küchenschelle, Pulsatilla

hellhäutigen und blauäugigen Patienten mit rundlichen Formen). Die Zartheit, welche die Pflanze in Bezug auf das Seelische auszeichnet, kann vielleicht durch die feine Behaarung zum Ausdruck kommen, die im hier abgedruckten Bild sehr deutlich ist.

Ein allgemein sehr bewährtes Grippemittel ist *Gelsemium comp.* Anfangs gibt man stündlich 5 Globuli, später seltener. Bei Erwachsenen hat sich auch die 5-mal tägliche Einnahme von 10 Globuli als hilfreich erwiesen. Gelsemium comp. enthält gemeinsam potenziertes Gelsemium, Bryonia und Vivianit, ein Eisenphosphat, ähnlich dem Ferrum phosphoricum. Während dieses aber gelblich gefärbt ist und der chemischen Synthese entstammt, wird Vivianit natürlich als klarer grüner Kristall gefunden, es stellt die vitalere Variante der beiden dar. Gelsemium comp. ist vor allem dann angezeigt, wenn bei mäßigem Fieber deutliche Kopfschmerzen und Schwäche bestehen. Kopfschmerzen und Krankheitsgefühl lassen bei Einnahme des Mittels meist rasch nach. Wenn man keine Hinweise für die genannten Einzelmittel hat, so kann eine Grippe oder Erkältung oft gut durch abwechselndes Einnehmen von Gelsemium comp. und Meteoreisen behandelt werden.

Infludo®

Eindrucksvolle Erfolge bei Grippeepidemien in den 20er-Jahren

Zu Beginn der 20er-Jahre wurde *Infludo®* (damals Infludoron®) entwickelt. Es enthält ziemlich tiefe Potenzen verschiedener Heilmittel: Aconitum D3, Bryonia D2, Eucalyptus D2, Eupatorium D2, Phosphorus D4 und Sabadilla D3. Dieses Mittel zeigt, wie sich die Ansprechbarkeit auf Arzneimittel mit geänderten Lebensverhältnissen wandelt. Bei der damals sehr schweren und an Opfern reichen Grippeepidemie wurden mit diesem Mittel phantastische Erfolge erzielt und die Komplikationsrate der gefährlichen Grippe drastisch gesenkt. So wurde z.B. von zwei benachbarten Asylen für Alte und unheilbar Kranke berichtet,[31] in denen im Winter 1921/22 fast alle Insassen an Grippe erkrankt waren. Im einen Asyl habe es unter Behandlung mit «Aspirin usw.» bei 50 Kranken 18 Todesfälle an Lungenentzündung und Kreislaufschwäche gegeben, im anderen, bei dem nur Infludoron® gegeben wurde, bei 140 Patienten nur einen einzigen Todesfall. Bei diesem habe sich dann herausgestellt, dass der verstorbene Patient versehent-

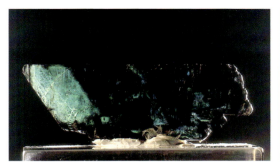 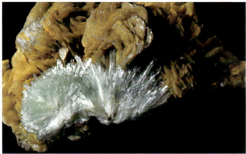

Die klaren, grünen Kristalle des natürlichen Eisenphosphats Vivianit

lich das Medikament nicht erhalten hatte. Auch heute noch gibt es Patienten, die auf dieses Mittel gut ansprechen, andere vertragen es aber schlecht. Wahrscheinlich hat sich die Konstitution der Menschen geändert. Heute ruft Infludo® nicht selten Unruhe und Schlaflosigkeit hervor, was wahrscheinlich vor allem durch die tiefe Phosphor-Potenz bewirkt wird. Interessanterweise wurde Anfang des 20. Jahrhunderts die Nebenwirkungsarmut des Präparates betont. Heute sollte dieses Mittel nicht bei nervösen und nervlich abgespannten Patienten gegeben werden, da bei ihnen die genannten Nebenwirkungen besonders häufig vorkommen. (Alkoholkranke sollten das Mittel ebenfalls nicht bekommen; auch für Kinder ist der hohe Alkoholgehalt (64 %!) problematisch.) Offenbar hat die Sinnesüberreizung durch Fernsehen, PC-Arbeit etc. so zugenommen, dass die Ansprechbarkeit auf Medikamente sich deutlich verändert hat. Man könnte sich aber vorstellen, dass eine ähnliche Komposition in höheren Potenzen heute bei einem schweren Grippeausbruch wieder hilfreich sein könnte. Ein dem Infludo® ähnliches Mittel liegt als *Ferrum phosphoricum comp. Globuli* vor, bei dem der Phosphor durch das sehr viel verträglichere Ferrum phosphoricum in der D6 ersetzt wurde. Ein weiterer Vorteil dieses Präparates ist, dass es im Gegensatz zu Infludo® keinen Alkohol enthält.

Tiefe Phosphor-Potenz kann zu Unruhe führen

Einzelmittel bei grippalen Erkrankungen

Aconitum — plötzlicher Beginn, oft nach Kälteexposition, Schreck oder Schock. Erste Fieberphase mit blasser, trockener Haut, Frieren, unter Umständen Schüttelfrost. Unruhe und Ängstlichkeit

Belladonna — oft in der zweiten Fieberphase indiziert, wenn sich der ganze Körper erwärmt hat, Schweiß ausbricht, die Haut – vor allem des Gesichts – gerötet erscheint. Blutandrang zum Kopf, pochende Empfindung. Unscharfes Bewusstsein mit Fieberphantasien kommt vor allem bei Kindern, die Belladonna benötigen, oft vor

Ferrum phosphoricum — oft bei Fieber ohne klare Symptome, die für Aconitum oder Belladonna sprechen, angezeigt. Häufig wechseln Blässe und Rötung des Gesichts. Große Schwäche. Ohrenschmerzen, vor allem rechts, Durchfall

Rhus toxicodendron — bei Muskelschmerzen im ganzen Körper, die durch Bewegung besser werden. Unruhe. Folgen von Kälteeinbruch. Schwäche nach Viruskrankheiten

Bryonia im Gegensatz zu Rhus tox. — Besserung der Schmerzen (Kopf, Augen, Gelenke etc.) durch absolute Ruhe. Z.B. ist Lesen oft wegen Augenschmerzen nicht möglich. Große Trockenheit (Schleimhäute, Stuhl). Bedürfnis, große Mengen kalter Flüssigkeit zu trinken. Oft ärgerliche Stimmung

Eupatorium	charakteristisch sind Schmerzen in den Schienbeinen. Anders als gewöhnlich ist das Fieber morgens höher
Arnica	ausgeprägte Beeinträchtigung des Allgemeinbefindens, oft rotes Gesicht. Charakteristisch sind die schweren Muskelschmerzen im Rücken («wie zerschlagen», «selbst das Bett ist zu hart»). Solche schweren Muskelschmerzen, die auf Gabe von Arnica gut ansprechen, finden sich relativ häufig bei der «echten» Influenza
Gelsemium	dumpf-ziehende (Muskel-)Schmerzen. Kopfschmerzen, oft bandartig um den Kopf. Erschöpfung, Zittern (nur gefühlt oder sichtbar). «Kopfgrippe»
Nux vomica	oft bei Patienten hilfreich, bei denen Überforderung, Zeitdruck, eventuell auch übermäßiger Kaffee- und Alkoholgenuss der Krankheit vorausgingen. Reizbare Stimmung. Großes Wärmebedürfnis. Eventuell Magen-Darm-Symptome mit Übelkeit

Wichtige anthroposophische Arzneimittelkompositionen bei grippalen Erkrankungen

Meteoreisen	tiefe innere Beziehung zur Grippe. Erfüllt mit «Lichtkräften». Beim Auftreten erster Symptome gespritzt, hält es eine Erkrankung oft noch ab. Als Globuli auch vorbeugend und zur Nachbehandlung wirksam. In den meisten Grippefällen (zusätzlich) indiziert

Gelsemium comp.	enthält Gelsemium, Bryonia und Vivianit, eine Art natürliches, «vitales» Ferrum phosphoricum. Vor allem bei Kopfbeteiligung mit Kopfweh, «Kopfgrippe» wirksam. Oft auch bei schleichendem und erschöpfendem Krankheitsverlauf
Infludo®	enthält unter anderem Aconitum, Bryonia, Eucalyptus, Eupatorium, Phosphorus. Eher bei heftigen, stärker entzündlichen Krankheitsverläufen. Durch den Phosphorgehalt kann es bei empfindlichen, nervösen Patienten Unruhe und Schlaflosigkeit hervorrufen. Hoher Alkoholgehalt
Ferrum phosphoricum comp.	ähnlich wie Infludo®, aber ohne Alkohol. Durch Austausch der tiefen Potenz von Phosphor gegen Ferrum phosphoricum auch bei zarten und nervösen Patienten geeignet
Aconitum/ China comp.	hochfieberhafte grippale Infekte bei blassen, geschwächten, angegriffenen Patienten (oft Kindern) und bei Kälte und feuchtem Wetter als Auslöser. Führt zu einer sanften Fiebersenkung und kann – gegebenenfalls neben weiteren Maßnahmen – bei Patienten mit Neigung zu Fieberkrämpfen vorbeugend sinnvoll sein

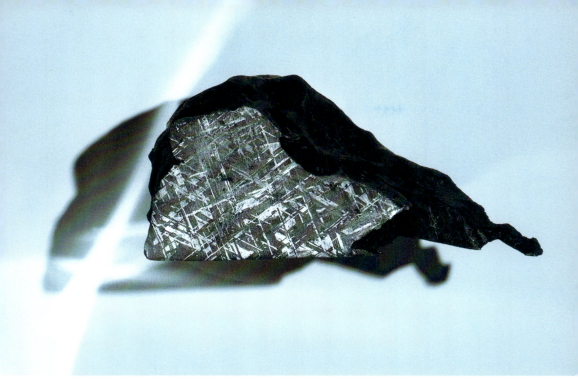
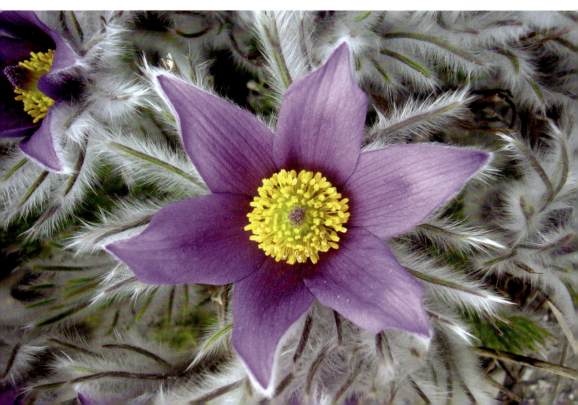

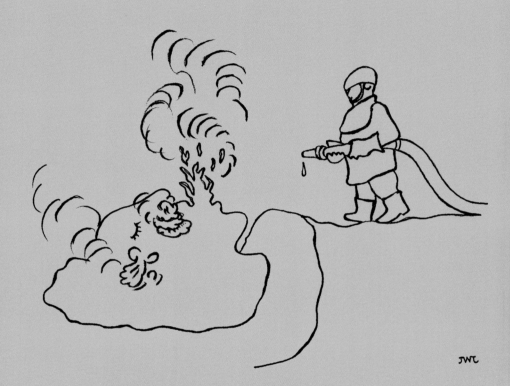

Örtliche Erkrankungen

Keineswegs jede Erkältungskrankheit verläuft als hochfieberhafte «grippale» Allgemeinerkrankung. Viele «Infekte der Atemwege» konzentrieren sich auf Nase, Hals oder den Bronchialbereich. Nachfolgend werden daher die einzelnen Organbereiche mit ihren Erkrankungs- und Behandlungsmöglichkeiten beschrieben. Wenn im Rahmen einer grippalen Allgemeinerkrankung trotz der oben genannten Maßnahmen Symptome in diesen Einzelbereichen noch im Vordergrund stehen sollten, so können selbstverständlich auch die hier genannten Maßnahmen zum Einsatz kommen.

Husten und Bronchitis

Eine echte Grippe geht immer, andere Erkältungskrankheiten meistens mit Husten einher. Anfangs erscheint er meist als trockener Reizhusten, später löst sich Schleim, der ausgeworfen wird. Sehr häufig geht eine Grippe auch mit einer Luftröhrenentzündung (Tracheitis) einher, die ebenfalls zum Husten reizt und mit unangenehmem Brennen hinter dem Brustbein verbunden ist. Bei der Luftröhrenentzündung helfen erfahrungsgemäß *Bronchi/Plantago comp. Globuli* gut, von denen man stündlich 5 nimmt. Trockener Reizhusten spricht gut auf *Archangelica comp.* in der gleichen Dosierung an. Wenn ständiges Kitzeln in der Mitte des Brustbeins zum Husten zwingt, so hilft meistens *Rumex crispus D6*, ein Heilmittel aus dem krausen Ampfer, von dem man stündlich 5 Globuli oder Tropfen nimmt.

Hilfreiche Mittel

Grundsätzlich ist reichliche Flüssigkeitszufuhr wichtig, um den Schleim zu verflüssigen. Besonders geeignet sind die bereits erwähnten Teemischungen (siehe Seite 60 ff.). Zusätzlich kann das Lutschen von Hustenbonbons oder Husten-Sirup lindern. Solchen kann man z.B.

Reichliche Flüssigkeitszufuhr

Selbst zubereiteter Husten-Sirup aus Zwiebeln selbst zubereiten, indem man 200 g zerkleinerte Zwiebeln mit derselben Menge Kandiszucker vermengt, etwa 100 ml Wasser hinzufügt und dann auf niedriger Stufe so lange köcheln lässt, bis ein bräunlicher Sirup entstanden ist. Alternativ kommen z.B. Plantago Hustensaft, «Flechtenhonig» oder Hustensäfte auf der Basis von Efeu (z.B. Sinuc®) in Betracht. Auch Umckaloabo-Tropfen, die aus einer Storchschnabelart hergestellt werden, können hilfreich sein.

Ist vor allem die Nachtruhe durch Hustenattacken gestört, so erleichtert häufig *Olivenit D8* sehr, wenn man vor dem Schlafen und bei Bedarf 5 Tropfen nimmt. Olivenit ist ein natürliches Mineral, das in der Anthroposophischen Medizin verwendet wird. In der Homöopathie wird ein chemisch entsprechendes Mittel mit dem Namen Cuprum arsenicosum eingesetzt. Bis Ende 2008 gab es Olivenit D8 von der Firma Weleda als Fertigarzneimittel. Da es wirtschaftlich nicht möglich war, die ungeheure Fülle anthroposophischer Arzneimittel in vollem Umfang weiter auf diesem Weg bereitzustellen, kann dieses (und manches andere) Mittel derzeit nur direkt auf Verordnung hin bei der «Apotheke an der Weleda» (www.apotheke-weleda.de) bezogen werden.

Nächtliche Plagen Wird zäher, fadenziehender Schleim ausgeworfen, so ist oft *Coccus cacti D6* (halbstündlich 5 Globuli oder Tropfen) günstig. Bei vor allem nächtlichem Auswerfen großer Schleimmengen hilft meist *Spongia tosta D12* (2- bis 3-mal täglich 5 Globuli oder Tropfen). Äußerlich wende ich sehr gerne *Plantago-Bronchialbalsam* an, der auf Brust und Rücken eingerieben wird. Bei sehr empfindlicher Haut können allerdings Reizungen auftreten. Bei Säuglingen sollte man auf die Anwendung des Balsams verzichten.

Quarkwickel Wenn reichlich Schleim produziert wird, ist ein *Quarkwickel* außerordentlich wohltuend. Man bestreicht dazu ein dünnes Tuch (altes Stück Bettlaken, Moltontuch etc.), das in der Größe den Brustkorb umfassen sollte, ca. ½ cm dick mit Quark, der Raumtemperatur haben sollte, schlägt das Tuch ein und legt es für ca. 10 Minuten zwischen zwei heiße Wärmflaschen. Dann wickelt man das Tuch um den Brustkorb des Kranken und legt noch ein trockenes Wolltuch darüber. Zuvor hat man schon eine flüssigkeitsdichte Unterlage auf das Bett gelegt und darauf ein großes Badehandtuch. Alle Schichten wickelt man nun um den Patienten und lässt den Wickel in der Regel mindestens eine Stunde liegen. Der Wickel wird abgenommen, wenn der Quark bröckelig-trocken ist (Vorsicht, damit nichts ins Bett bröselt!). Man wäscht anschließend den Oberkörper des Patienten mit lauwarmem Wasser und trocknet ihn gut ab. Der Wickel erleichtert das Abhusten und vermindert die Schleimbildung.

Bei Patienten mit Asthma bronchiale oder chronisch obstruktiver Bronchitis sowie bei Verschlechterung des Allgemeinzustandes muss der Arzt entscheiden, ob die genannten Maßnahmen ausreichen oder eventuell ein Antibiotikum hinzugefügt werden muss, wenn sich eine Beteiligung von Bakterien nachweisen lässt.

Bei Vorerkrankungen der Lunge muss ein Arzt hinzugezogen werden

Schnupfen

Eine Entzündung der Nasenschleimhäute begleitet mehr oder weniger stark eigentlich jede Erkältungskrankheit, er kann aber auch das einzige Krankheitssymptom darstellen. Der Schnupfen selbst ist nicht gefährlich und vergeht auch ohne spezielle Behandlung. Allerdings kann die Verschwellung der Nasenschleimhäute zu einer Minderbelüftung der Nasennebenhöhlen oder auch des Ohres, das durch die Ohrtrompete oder eustachische Röhre mit dem Nasen-Rachen-Raum verbunden ist, und damit zu Entzündungen auch dieser Organe führen, die bereits ernsthaft, schmerzhaft und nicht ganz ungefährlich sind. Auch führen Verstopfung der Nase, Niesreiz und Fließschnupfen selbst schon zu einer deutlichen Beeinträchtigung des Allgemeinbefindens. Wenn die eigentlich relativ trockenen Überzüge der luftgefüllten Räume im Kopf, der Nasennebenhöhlen, sich so flüssigkeits- und schleimproduzierend benehmen, wie dies z.B. für die Darmschleimhaut richtig wäre, so verschwindet die Ruhe und Klarheit, die im Kopf vorhanden sein sollte.

Befall von Ohren oder Nasennebenhöhlen

Besonders lästig ist es auch, wenn die Nachtruhe durch die «verstopfte Nase» gestört und man zur Mundatmung gezwungen ist, die ihrerseits die Entstehung von Halsbeschwerden fördert.

Verstopfte Nase

In der Behandlung ist vor allem zu unterscheiden, ob eher Schwellung und Atmungsbehinderung oder eher die «laufende Nase» im Vordergrund der Beschwerden steht. Letzteres ist ein eher geringeres Problem. Hier hilft oft das Arzneimittel *Allium Cepa*, das aus der

«Laufende» Nase

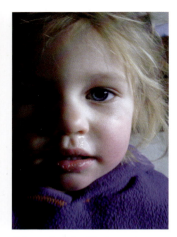

Schnupfen ist lästig und unangenehm, aber an sich ungefährlich. Er begleitet mehr oder weniger stark jede Erkältung.

Brunnenkresse

… oder Zinnober

Küchenzwiebel hergestellt wird. Vor allem wenn das Sekret aus der Nase relativ dünnflüssig und scharf ist, die Haut reizt, helfen Globuli in der D6, halbstündlich genommen, gut. Eine gleichzeitige Reizung der Bindehäute des Auges wird positiv mitbeeinflusst, wobei das Tränensekret dann eher mild ist und im Gegensatz zum Ausfluss der Nase die Haut nicht reizt.

Wenn dagegen ausgesprochen intensives Brennen durch das Sekret auftritt, verbunden mit gleichzeitigem Niesen, durch das jedoch die Verstopfung der Nase nicht gelindert wird, so ist meistens *Arsenicum album D12* indiziert. Nahezu sicher hilft dieses Mittel, wenn gleichzeitig große innere Unruhe und Durst bestehen.

Wenn dagegen «alles stockt» und keine Luft durch die Nase zu bekommen ist, würde man sich Sekretion eher wünschen. Hier sind vor allem Mercur-Präparate von Bedeutung. Meiner Erfahrung nach ist das beste Mittel, um die erlösende Absonderung in Gang zu bekommen und Atemerleichterung und Belüftung der Nebenhöhlen zu erlangen, *Nasturtium Mercurio cultum Rh D3*. Hiervon kann zunächst stündlich eine Gabe von 5 Tropfen verabreicht werden, später nimmt man es seltener. Es handelt sich hier um Brunnenkresse, die auf einem Boden gewachsen ist, der mit potenziertem Quecksilber gedüngt wurde. Angesichts der Giftigkeit von Quecksilber hört sich dies beunruhigend an, aber Sie brauchen keine Angst vor Vergiftung zu haben, es werden nur homöopathische Mengen zur Bodenbehandlung eingesetzt. Mercur, Quecksilber, hat eine tiefe Beziehung zum Flüssigen im Menschen und es ist ja (neben Gallium) das einzige Metall, das unter unseren üblichen Lebensbedingungen flüssig ist.

Eine Verbindung von Quecksilber und Schwefel, der Zinnober (oder lateinisch *Cinnabaris*), ist ebenfalls ein sehr gutes Mittel, um den Sekretfluss in Gang zu setzen. Man gibt es (in der D6 als Tabletten oder in der D12 als Globuli) meist dann, wenn bei verstopfter Nase ein starker Druck auf der Nasenwurzel besteht.

Wenn gleichzeitig Heiserkeit und Halsschmerzen bestehen sollten, so sind *Pyrit/Zinnober*-Tabletten oft hilfreich, von denen man stündlich eine nimmt; nach Eintritt der Besserung genügt es, viermal täglich eine zu lutschen. Bei kleinen Kindern sollte man die Tabletten halbieren.

Ist man sich nicht sicher, welches Einzelmittel richtig ist, so hilft oft auch die Arzneimittelkomposition *Agropyron comp.* gut. Viele Gartenbesitzer kennen die Pflanze Agropyron repens unter ihrem Namen «Quecke» und führen einen erfolglosen Kampf gegen das vitale Kraut. Als Arznei führt es zur Abschwellung der Schleimhäute und Kräftigung des Patienten.

Wichtig ist aber auch die *Lokalbehandlung der Nase.* Übliche Nasensprays enthalten Substanzen, welche die Blutgefäße der Schleimhaut zusammenziehen. Eine Blutfülle ist es in erster Linie, welche die Schwellung auslöst. Diese Nasensprays, die heute meistens Xylomethazolin enthalten, helfen prompt, sie haben aber auch Nachteile. Die Nasenschleimhaut gewöhnt sich rasch an den Effekt und schwillt immer schneller an, was zu regelrechter Suchtentwicklung führen kann. Auf die Dauer degeneriert die Schleimhaut und es entsteht eine sogenannte Atrophie, die nur noch schwer behandelbar ist. Im Notfall verwende auch ich manchmal diese Nasensprays (z.B. Olynth®, Nasivin®, Otriven® etc.), denn eine ausreichende Belüftung der Nebenhöhlen und Ohren ist vor allem dann sehr wichtig, wenn diese Organe selbst im Rahmen der Erkältung mitbeteiligt sind. Meistens reicht es aber aus, ein Nasenspray anzuwenden, das Meerwasser oder eine Salzlösung enthält (z.B. *Rhinomer*®*-Nasenspray, EMSER*® *Nasenspray* etc.). Wegen des pflegenden Aloe-vera-Gehaltes ist besonders bei wunder Nasenschleimhaut das *Rhinodoron*®*-Nasenspray* empfehlenswert. Noch anhaltender wirksam, aber etwas umständlich zu beschaffen ist *Berdonia Nasenspray* der Wala Nederland. Dieses Nasenspray, das vom Apotheker aus Holland importiert werden muss, enthält potenzierten Zitronensaft, Quitten- und Sauerdornauszug sowie Quarz in potenzierter Form. Es regt die Formungsprozesse der Nasenschleimhaut an und hat somit nicht nur eine symptomlindernde, sondern heilende Wirkung. Ähnlich (jedoch ohne potenzierten Quarz und Sauerdorn) ist das *Weleda Heuschnupfenspray*, das schnell über jede Apotheke zu beschaffen ist. Die letztgenannten Nasensprays sind vor allem auch sehr sinnvoll, wenn neben einer Virusinfektion eine zusätzliche Allergiebelastung (z.B. gegenüber Hausstaubmilben) besteht.

Nachteile von Nasensprays …

… werden durch Kochsalzsprays vermieden

Nasenduschen mit Salzwasser helfen bei Nasenverstopfung durch trockene Borken

Wenn der Schnupfen fortgeschrittener ist und borkige Krusten die Nase verstopfen, so sind Nasenduschen mit Salzwasser die wirksamste Maßnahme. In der Apotheke kann man ein einfaches Gerät, die «*Siemens-Nasendusche*» oder «*Emser® Nasendusche*», für wenig Geld kaufen. Dies ist ein Behälter mit Ansatz für ein Nasenloch. Der Behälter wird mit Salzwasser gefüllt, das man selbst zubereiten kann, indem man gerade so viel Salz zugibt, dass die Flüssigkeit nach Tränen schmeckt. Wenn etwas mehr Salz im Spülwasser als in den Körperflüssigkeiten ist (und es somit etwas salziger als Tränen schmeckt), kann die Flüssigkeit osmotisch den gequollenen Schleimhäuten Wasser entziehen und dadurch die Zugänge zu den Nebenhöhlen frei machen, was zu schneller Beschwerdenlinderung führen kann. Körperwarm lässt man diese Lösung in ein Nasenloch einlaufen, durch das andere läuft sie dann heraus und spült dabei Borken aus.

Nasensalbe

Gut kann auch die Gabe von *Nasenbalsam Wala* oder *Schnupfen-Creme Weleda* sein. Die Salbengrundlage pflegt die gereizten Nasenschleimhäute, während ätherische Öle eine Befreiung der Nasenatmung bewirken. Sauerdorn-(Berberis-)Auszüge, die im Nasenbalsam enthalten sind, straffen und formen die verquollene Schleimhaut. Eine rasche Befreiung der Nase erreicht man oft auch durch einen Tropfen Pfefferminzöl, den man unter der Nase einreibt. Alle ätherischen Öle (und auch die genannten Salben) sollte man dagegen nicht bei Säuglingen einsetzen, da bei ihnen befürchtet wird, dass durch Reflexe ein Atemstillstand ausgelöst werden könnte.

Wenn die Schleimhäute durch einen schon lange anhaltenden Schnupfen überfordert sind und dazu neigen, rissig und blutig zu werden, scheint mir vitaminhaltiges *Coldastop-Nasenöl* besonders geeignet zu sein.

Schließlich muss man die beliebten *Kamillendampfbäder* erwähnen. Bei ihnen gießt man kochendes Wasser in eine Schüssel, in der eine kleine Hand voll trockener Kamillenblüten oder 2 bis 3 Kamillenteebeutel liegen. Man breitet ein Handtuch über die Schüssel und streckt schließlich den Kopf unter das Tuch, der nun

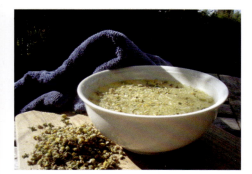

Ein Kamillendampfbad kann sehr wohltuend wirken. Da es die Nasenschleimhäute austrocknet, sollte man es aber nicht häufiger als zwei- bis höchstens dreimal am Tag durchführen.

wie in einem Zelt dem aufsteigenden Kamillendampf ausgesetzt ist. Diese Maßnahme ist oft recht angenehm, da sie die Nase rasch befreit und Kopfschmerzen dadurch zurückgehen. Man muss allerdings sehr auf Standfestigkeit der Schüssel achten und sollte ein Dampfbad auch bei unruhigen Kindern vermeiden, da eine Verbrühung durch eine umstürzende Schüssel mit heißem Wasser weit schlimmer ist, als es der Schnupfen war. So angenehm ein Kamillendampfbad sein kann, so sollte man es doch nicht häufiger als zwei- bis höchstens dreimal pro Tag durchführen, da es die Nasenschleimhäute austrocknet.

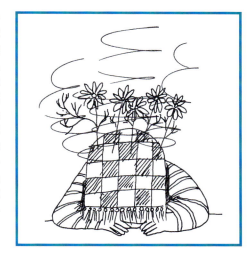

Nasennebenhöhlenentzündung

Die Nasennebenhöhlen entwickeln sich erst im Verlauf der Kindheit und sind erst beim Erwachsenen voll entfaltet. Kleine Kinder können deshalb noch keine Nebenhöhlenentzündungen bekommen. Diese Erkrankungen gehen eigentlich immer aus einem Schnupfen hervor und sind meist durch eine länger bestehende Überforderung oder Erschöpfung verursacht. Ab und an ist aber auch eine vereiterte Zahnwurzel an einer Nasennebenhöhlenentzündung (fachsprachlich Sinusitis) schuld. Man sollte deshalb immer die Zahnreihen abtasten und bei Druckschmerzhaftigkeit einen Zahnarzt hinzuziehen. Sinusitiden zeichnen sich durch starke Kopfschmerzen im Stirn-, Kiefer- oder Augenbereich aus. Oft sind diese Regionen auch klopfempfindlich. Charakteristisch ist auch eine Verstärkung der Schmerzen beim Vorbeugen des Kopfes. Da in seltenen Fällen ein Übergreifen der Entzündung auf den Knochen, die Augenhöhle oder gar die Hirnhäute möglich ist, muss immer ein Arzt hinzugezogen werden, der die Erkrankung begleiten muss. Neben den oben im Abschnitt über Schnupfen erwähnten Maßnahmen hilft oft die Einnahme von *Silicea comp. Glob.* (alle 2 Stunden 5 Globuli). Bewährt hat sich auch *Sinupret*®, ein pflanzliches Arzneimittel, das neben schleimlösenden Kräu-

Folgen eines Schnupfens oder vereiterter Zahn?

Zusammenhang zwischen unzureichender Verdauung und Sinusitiden

tern Bitterkräuter wie Enzian enthält. Tatsächlich kann man Zusammenhänge zwischen unzureichender Verdauung (auf die Bitterstoffe wirken) und Sinusitiden sehen. Es kann daher auch hilfreich sein, bittere Gemüse wie Chicorée oder Radicchio zu essen, wenn man zu Nebenhöhlenentzündungen neigt.

Meerrettichkompressen

Sehr hilfreich sind auch *Meerrettichkompressen*. Hierzu reibt man eine Meerrettichwurzel, schlägt den Brei in ein Stofftaschentuch und legt dies auf den am stärksten schmerzenden Bereich oder in den Nacken. Man kann aber auch Meerrettich aus dem Glas verwenden, den es z.B. in Naturkostläden zu kaufen gibt. Nach kurzer Zeit wird ein deutliches Brennen der Haut auftreten, das man möglichst drei Minuten lang aushalten sollte. Anschließend tupft man die Haut mit einem nassen Lappen ab und trägt etwas Öl auf.

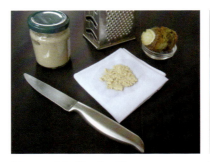

Meerrettich für eine Kompresse kann frisch gerieben oder einem Glas entnommen werden. Mit einem Messer trägt man ihn auf ein Taschentuch auf.

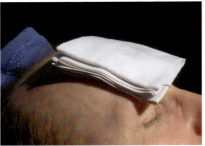

Für zwei bis drei Minuten legt man das Tuch auf die Stirn, auf die Region neben der Nase oder in den Nacken.

Milder als eine Meerrettichkompresse wirkt die aus derselben Pflanze hergestellte *Cochlearia-armoracia-Salbe,* die angenehm durchwärmt, wenn sie zwei- bis dreimal täglich über den Nebenhöhlen aufgetragen wird.

Senfnackenkompresse

Noch etwas intensiver als eine Meerrettichkompresse wirkt eine *Senfnackenkompresse*. Man streut dazu auf ein Stofftaschentuch eine Lage Senfmehl und schlägt den Senf vollständig in das Tuch ein. Wie auf Seite 124 beschrieben taucht man das Tuch dann in lauwarmes

Wasser, wringt es aus und lässt es 5 bis 10 Minuten auf dem Nacken liegen. Anschließend wird abgewaschen und mit etwas Öl eingerieben. Wiederum muss man die Haut kontrollieren, die sich deutlich röten soll, Blasenbildungen müssen aber vermieden werden.

Die besondere Wirksamkeit der auf den vorigen Seiten beschriebenen Salzspülungen sei noch einmal betont. Da es vor allem in verstopften und nicht mehr belüfteten Nebenhöhlen zu Entzündungen kommt, spielen anaerobe Bakterien, die Sauerstoffzufuhr nicht vertragen, eine besondere Rolle. Alle Maßnahmen, welche die Belüftung verbessern, wirken sich daher sehr günstig aus und helfen sogar oft besser, als dies Antibiotika könnten.

Bei häufig wiederkehrender Nebenhöhlenentzündung ist *Heileurythmie* sehr hilfreich. Dies ist eine Bewegungstherapie, die von Rudolf Steiner, dem (neben Ita Wegman) Begründer der Anthroposophischen Medizin, entwickelt wurde. Hinsichtlich der Einzelheiten sollte man einen anthroposophischen Arzt zu Rate ziehen.

Heileurythmie

Mittelohrentzündung

Jede fünfte akute Atemwegserkrankung bei Kindern geht in eine Mittelohrentzündung über. Bei der Mittelohrentzündung treten oft relativ plötzlich starke Ohrenschmerzen auf. Oft geht ein Infekt der oberen Luftwege und Schnupfen voraus. Dies führt zu einer Minderbelüftung des Mittelohres, was wesentliche Ursache der Mittelohrentzündung ist. Bei Säuglingen muss man bei starkem und anhaltendem Schreien einen Verdacht auf Mittelohrentzündung haben. Die endgültige Diagnose kann nur durch den Arzt gestellt werden, der mittels eines Ohrenspiegels das Trommelfell beurteilen kann. Bis zur Konsultation des Arztes kann man die Beschwerden durch ein *«Zwiebelsäckchen»* lindern. Man hackt hierzu ¼ bis ½ Zwiebel und schlägt die Zwiebelwürfel in ein Taschentuch ein, dann quetscht man die Zwiebeln etwas, damit Saft austritt, und erwärmt das Ganze in einem Sieb über kochendem Wasser.

Starke Ohrenschmerzen erfordern einen Arztbesuch

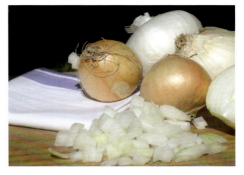

Die Zutaten für ein «Zwiebelsäckchen»

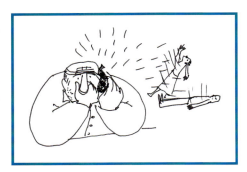

Der Zwiebelwickel lindert Ohrenschmerzen, kann aber geruchliche Nebenwirkungen haben.

Nicht zu heiß legt man das Säckchen auf das betroffene Ohr. «Nebenwirkung» dieses Verfahrens ist ein starker Zwiebelgeruch. Innerlich kann man das schon erwähnte Silicea comp. (alle Viertelstunde 3 bis 5 Globuli) und *Apis/Levisticum II* im Wechsel geben.

Glücklicherweise heilen die meisten Mittelohrentzündungen ohne Anwendung eines Antibiotikums, da meistens keine bakterielle Entzündung vorliegt. Nur bei dieser könnte ein Antibiotikum helfen, meist liegt aber ein Virusinfekt zugrunde. Dennoch wird in Deutschland häufig «vorbeugend» ein Antibiotikum verordnet, in den Niederlanden erfolgt dies in weniger

Anwendung von Antibiotika?

als einem Drittel der Fälle. Eine Studie hat gezeigt, dass 17 Kinder mit Mittelohrentzündung sofort nach Diagnosestellung mit einem Antibiotikum behandelt werden müssten, damit bei einem Kind ein Fortbestehen der Beschwerden nach dem zweiten Krankheitstag verhindert werden kann.[32] In den Niederlanden wurden im Rahmen einer Studie[33] 4860 Kinder mit einer Mittelohrentzündung zunächst ohne Antibiotika behandelt. Nur bei zwei Kindern kam es zu einer potenziell gefährlichen Knochenbeteiligung (Mastoiditis), die glücklicherweise durch Antibiotika gut behandelbar war. Nach Meinung eines Kommentators des angesehenen (schulmedizinischen) «British Medical Journal» sollte man in der Regel vor der Gabe eines Antibiotikums erst einmal drei Tage warten. Meist klingt die Krankheit bis dahin ohnehin ab. Zwischenzeitlich hat sich dieses Vorgehen auch bei uns weitgehend durchgesetzt. Man sollte mit dem Arzt besprechen, ob er einem

Keine Behandlung ohne Arzt!

solchen Vorgehen im individuellen Fall zustimmen kann. Keinesfalls sollte man aber eine Mittelohrentzündung ohne Arzt behandeln, da gefährliche Komplikationen möglich sind und eine engmaschige Kontrolle erforderlich ist. In jedem Fall sollte man einen begleitenden Schnupfen wie oben beschrieben behandeln.

Häufige Folge einer Mittelohrentzündung – auch wenn ein Antibiotikum gegeben wurde – ist ein *Paukenhöhlenerguss*. Entzündung und Schmerz sind dann abgeklungen, es ist aber noch die eustachische Röhre verschwollen, die das Mittelohr mit dem Nasen-Rachen-Raum verbindet. Flüssigkeit bleibt dann im nicht richtig belüfteten Mittelohr zurück. Die Hörfähigkeit kann dann deutlich beeinträchtigt sein. Man kann versuchen, durch Gabe von *Levisticum D10* (2-mal täglich 5 Globuli oder Tropfen) und *Kalium muriaticum D5* (3-mal 5 Tropfen) die Belüftung wieder herzustellen. Sollte das nicht ausreichend helfen, so kann oft das Organpräparat *Tuba auditiva Gl D15,* von dem man täglich abends eine Ampulle oral einnimmt, gut helfen. In der schon erwähnten «Apotheke an der Weleda» kann unter dem Namen *Paukenhöhlenmischung* eine von den Kinderärzten G. Soldner und H.M. Stellmann entwickelte Komposition homöopathischer Mittel bestellt werden, die in einer Dosierung von 3-mal 5 bis 10 Tropfen oft auch in hartnäckigen Fällen hilft. Über dieselbe Quelle kann auch *Oleum salviae 10 %* bezogen werden. Durch dreimal wöchentliche Ganzeinreibung des Kindes konnte die Rate von Operationen zur Belüftung des Ohres deutlich gesenkt werden. Wenn die Hörfähigkeit nach einer Woche noch wahrnehmbar beeinträchtigt ist, kann der (HNO-)Arzt durch Einblasen von Luft («Politzern») manchmal die Situation bessern. Regelmäßiges Aufblasen von Luftballons kann denselben Effekt haben, weil dabei der Druck im Nasen-Rachen-Raum erhöht wird und dadurch eine bessere Belüftung des Ohres ermöglicht werden kann. Gelegentlich ist es erforderlich, durch einen Schnitt im Trommelfell und eventuelles Einlegen eines Röhrchens das Mittelohr von Flüssigkeit zu befreien. Dies ist vor allem dann angezeigt, wenn durch die beeinträchtigte Hörfähigkeit eine Sprachentwicklungsverzögerung droht oder das Kind in der Schule dadurch Schwierigkeiten hat, dem Unterricht zu folgen.

Beeinträchtigte Hörfähigkeit

Belüftung des Ohres

Reizung der Augen

Sehr häufig kommt es im Rahmen grippaler Infekte und anderer Viruserkrankungen der Luftwege auch zu Reizungen der Bindehaut der Augen. Es besteht dann häufig ein Fremdkörpergefühl («wie Sand in den Augen») oder Brennen, Lichtempfindlichkeit und Rötung. Prinzipiell können ähnliche Symptome auch auf andere und zum Teil ernsthafte Augenerkrankungen wie z.B. Hornhautentzündung bei einer Herpesinfektion oder – vor allem in höherem Lebensalter – ein akutes Glaukom (grüner Star) hindeuten. Wenn die beschriebenen

Verschiedene Ursachen möglich

Symptome aber im Rahmen eines Atemwegsinfektes auftreten, sind die Erscheinungen in den allermeisten Fällen harmlos. Sollte es aber trotz Behandlung zu einer Verschlimmerung oder nach spätestens drei Tagen nicht zu einer deutlichen Besserung kommen, so muss ärztlicher Rat eingeholt werden.

Augentrost

Ganz von selbst wird man Faktoren wie helles Licht oder Luftzug, welche die Augen zusätzlich reizen können, meiden. Sehr hilfreich ist das Augentrost, *Euphrasia*. Die Blüten dieser hübschen kleinen Pflanze wirken selbst fast ein wenig augenartig. Besonders wirksam sind Augentropfen mit niedrigen Potenzen des Pflanzenauszuges. Ich bevorzuge Einmaldosis-Augentropfen, weil diese keine Konservierungsmittel enthalten, die selbst die Augen reizen können, und weil sie neben dem Pflanzenauszug eine Salzlösung enthalten, die weitgehend den Tränen entspricht. Die Lösung darf aber nach Anbruch maximal einen halben Tag aufbewahrt werden, da Bakterien, die sich darin entwickeln können, für das Auge gefährlich wären. Solche Euphrasia-Augentropfen in Einmaldosis-Behältern gibt es von der Firma Wala; 2- bis 3-mal täglich gibt man einen Tropfen in jedes Auge. Die

Richtige Anwendung

Applikation gelingt leicht, wenn man mit der einen Hand das Unterlid herabzieht, nach oben blickt und dann (ohne das Auge zu berühren) durch Druck auf den in der anderen Hand gehaltenen Augentropfenbehälter einen Tropfen einträufelt. Im preisgünstigeren Mehrfachdosisbehälter liefert die Weleda Euphrasia-Augentropfen aus, die aber – vor allem bei schon primär stark gereizten Augen – brennen können, weil die verwendete Salzlösung stark von der Zusammensetzung der Tränenflüssigkeit abweicht.

Wer Augentropfen vermeiden möchte, kann *Euphrasia e pl. tota D4 Globuli* (3- bis 5-mal täglich 5) einnehmen.

Wenn gleichzeitig mit den Augensymptomen ein Fließschnupfen besteht, der die Haut im Nasenbereich sehr reizt, können *Allium Cepa e bulbo D3 Globuli*, die aus der Küchenzwiebel bereitet wurden, in gleicher Dosierung besser wirksam sein. Schließlich kann *Pulsatilla* (siehe Seite 99 f.) bei Augenreizungen helfen.

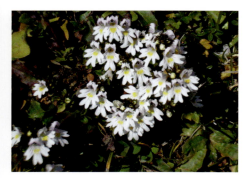

Die Blüten des Augentrostes (Euphrasia) wirken selbst fast ein wenig augenartig.

Halsweh

Halsschmerzen gehören in mehr oder minder starker Form zu den meisten Erkältungskrankheiten. Stehen sie dagegen ganz im Vordergrund, ist das Schlucken sehr beeinträchtigt und sind die Lymphknoten im Kieferwinkel druckschmerzhaft und deutlich geschwollen, so könnte eine Mandelentzündung vorliegen. In diesem Fall sieht man die beidseits am Rand des Gaumenbogens gelegenen Gaumenmandeln deutlich geschwollen und gerötet, wenn man mit einem Lämpchen in den Mund leuchtet. Vielleicht sind die Mandeln sogar mit gelblichen Eiterstippchen belegt. Sind diese Zeichen vorhanden, so sollte man einen Arzt hinzuziehen, da es ein paar Gefahren auszuschließen gilt.

Mandelentzündung

Nicht selten stecken hinter einer Mandelentzündung Bakterien, die auch Erreger des Scharlachs sind, die sogenannten β-haemolysierenden Streptokokken der Gruppe A. «β-haemolysierend» bedeutet, dass sie in der Laborkultur Schafsblutkörperchen aufzulösen vermögen. Bei Erkrankungen durch diese Erreger drohen – auch nach Abklingen der Halsschmerzen – «Nachkrankheiten» an Herz, Gelenken und Nieren. Vor Jahrzehnten waren diese Nachkrankheiten viel häufiger, als sie es heute sind. Dies liegt nicht allein daran, dass heute häufig Antibiotika gegen diese Erreger verwendet werden, sondern auch an einer Wandlung der Erreger selbst. Da diese Nachkrankheiten aber bleibende Schäden hinterlassen können, ist unbedingt ärztliche Begleitung erforderlich. Ruhe muss auch dann gehalten werden, wenn eine antibiotische Behandlung erfolgt. Es sind vielfältige Hilfen mit potenzierten Heilmitteln möglich, die aber vom Arzt verordnet werden sollen und deshalb hier nicht dargestellt werden. Jedenfalls sollte ein Arzt feststellen, ob eine solche Streptokokken-Mandelentzündung vorliegt. Im Zweifelsfall sollte eine Klärung durch einen Rachenabstrich herbeigeführt werden. Hierzu wird mit einer Art Wattestäbchen etwas Schleim aus dem Rachen entnommen und anschließend untersucht. Sollten die erwähnten Keime nachgewiesen werden, so muss sorgfältig erwogen werden, ob man auf ein Antibiotikum verzichten kann oder dieses doch benötigt.

Nachkrankheiten durch Streptokokken

Mögliche bleibende Schäden

Bei anderen Mandelentzündungen (vor allem solchen, die durch Staphylokokken hervorgerufen werden) kann es ab und an zur Abszessbildung kommen. Hinweis darauf ist es, wenn das Schlucken fast un-

120 Örtliche Erkrankungen

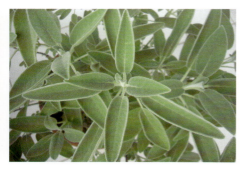

Salbei hilft bei Halsweh.

möglich wird und eventuell eine Vorwölbung im Mandelbereich zu sehen ist. In diesem Fall muss umgehend ein Arzt hinzugezogen werden, da es sich um eine gefährliche Komplikation handelt.

Das übliche Halsweh im Rahmen einer Erkältungskrankheit oder Grippe kann aber gut selbst behandelt werden. In leichten Fällen helfen gelegentlich schon Salbeipastillen, die regelmäßig gelutscht werden. Besonders wirksam ist es, immer wieder an einem frischen Salbeiblättchen aus dem Garten oder vom Balkon zu kauen, das man zwischendurch zwischen Zahnreihe und Wangenschleimhaut aufbewahrt. Auch Salbeitee (1 Teelöffel auf 1 große Tasse kochendes Wasser, 5 Minuten ziehen lassen), mit dem man gurgelt, wenn er abgekühlt ist, hilft gut. Wichtig ist es, bei der Zubereitung des Salbeitees die Tasse abzudecken, da die wirksamen ätherischen Öle sich sonst leicht verflüchtigen.

Zitronenhalswickel

Sehr wohltätig sind auch Zitronenhalswickel. Da die ätherischen Öle der Zitronenschale neben dem Saft wichtig sind, muss man ein etwas kompliziertes Verfahren anwenden: Man ritzt die Schale einer Zitrone rautenförmig ein, schneidet eine Hälfte der Zitrone in Scheiben,

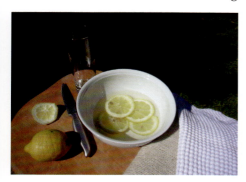

Der Zitronenhalswickel erfordert ein ganz bestimmtes Verfahren bei der Zubereitung, damit die ätherischen Öle zur Wirkung kommen können, dafür ist er aber sehr wohltuend.

übergießt diese mit ¼ l kochendem Wasser und drückt die Zitronenscheiben unter Wasser mit einem Glas mit flachem Boden aus. Das Wickeltuch wird auf die richtige Größe gefaltet, sodass es den Hals gerade gut bedeckt. Man schlägt das Tuch in eine Stoffserviette und hängt das Ganze in das heiße Zitronenwasser. Die beiden Enden der Serviette taucht man nicht ins Wasser, damit man mit ihrer Hilfe das eigentliche Wickeltuch auswringen kann, ohne sich die Finger zu verbrennen. Das Wickeltuch wird dann so heiß, wie es ertragen wird, um den Hals gelegt und mit einem weichen Wolltuch bedeckt. Der Wickel wird in der Regel eine halbe Stunde belassen, falls er nicht vorher als unangenehm empfunden wird. Nach Abnehmen des Wickels soll der

Patient noch eine halbe Stunde ruhen. Bei sehr akutem Halsweh kann auch zunächst einmal ein kühler Zitronenhalswickel angenehm sein, bei dem man prinzipiell gleichartig verfährt, aber lauwarmes bis kühles Wasser verwendet.

Auch beim Halsweh kann eine Senfmehlkompresse im Nacken lindernd wirken, wie sie im Kapitel über Nasennebenhöhlenentzündung beschrieben ist (siehe Seite 114 f.).

Als Medikamente gegen die Halsschmerzen haben sich *Apis/Belladonna Globuli* und *Erysidoron* bewährt. Von Ersterem verordne ich anfangs stündlich 5 Globuli, bei Besserung kann man die Einnahmeintervalle ausdehnen. Ist Eiterung vorhanden oder sind die Lymphknoten im Kieferwinkel deutlich geschwollen, so hilft *Apis/Belladonna cum Mercurio* in gleicher Dosierung besser. Erysidoron verwendet man zum Gurgeln, wozu 1 Teelöffel auf ½ Glas Wasser gegeben wird. Bei weniger akuten, aber umso anhaltenderen und lästigen Halsschmerzen ist *Echinacea-Mund- und Rachenspray* zu empfehlen, das in den Rachen gesprüht wird (siehe auch Seite 170).

Wenn die Rachenbeschwerden sehr heftig sind und eine dunkelrote Verfärbung zu beobachten ist, hilft oft *Phytolacca* (die kanadische Kermesbeere) sehr gut. Dieses Mittel lindert dann auch gleichzeitig oft bestehende starke Rücken- und Gelenkschmerzen (vgl. Arnica, Seite 97). Schon an der Pflanze kann man eine Tendenz zu dunkelblau-roter Verfärbung wahrnehmen, die sich bei dieser am stärksten

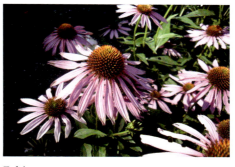

Echinacea

Phytolacca bei heftigen Rachenbeschwerden

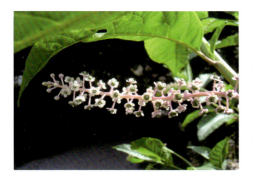
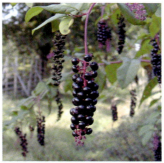

Blüten und Früchte der Phytolacca

in der tiefdunklen und zum Wollefärben verwendeten Frucht, beim Patienten aber am verfärbten Rachen findet.

Kann ein kleines Kind den Speichel nicht mehr schlucken, so könnte eine lebensbedrohliche Kehldeckelentzündung die Ursache sein

Als Besonderheit bei kleinen Kindern muss schließlich noch die akute Kehldeckelentzündung (Epiglottitis) erwähnt werden. Hier kommt es zu einer Entzündung des Kehldeckels, der beim Schlucken den Kehlkopf verschließt. An dieser Entzündung sind meistens Haemophilus-influenzae-Bakterien beteiligt. Diese Krankheit ist gefährlich und als Notfall zu betrachten. Leitende Hinweise sind eine rasche Verschlechterung des Allgemeinzustandes des Kindes, das oft schwer krank wirkt, und eine weitgehende Schluckunfähigkeit, sodass der Speichel aus dem Mund läuft. Die Sprache ist kloßig, als habe das Kind eine heiße Kartoffel im Mund. Rasch kann sich Atemnot entwickeln, da der schwellende Kehldeckel die Atemwege beengt. Besteht Verdacht auf diese Erkrankung, so muss umgehend ein Arzt gerufen werden.

Lungenentzündung

Erste Anzeichen: Atembeschwerden

Zeichen einer Lungenentzündung können zunehmende Atemnot, Beschleunigung des Atems, Schmerzen beim Atmen oder zunehmende Schwäche sein. Die «klassische» Lungenentzündung, die durch Pneumokokken verursacht wird, ist an solchen Zeichen leicht zu erkennen. Auch fehlen bei ihr Husten und hohes Fieber in der Regel nicht. In den letzten Jahren treten aber vermehrt «atypische» Lungenentzündungen auf, die durch früher seltene andere Erreger mitverursacht werden. Hier kann Fieber ebenso wie andere typische Symptome fehlen, es besteht aber meistens zumindest Husten und vor allem eine starke Abgeschlagenheit, die zunächst unerklärlich ist.

Eine schwere Erkrankung – doch auch Chance für eine langfristige Stabilisierung der Gesundheit

Lungenentzündungen sind schwere Erkrankungen, im hohen Lebensalter werden sie nicht selten zur Todesursache. Andererseits kann das Durchmachen einer Lungenentzündung eine wesentlich kräftigende Wirkung haben (wenn die Überwindung nicht gut gelingt, kann allerdings auch das Gegenteil der Fall sein). Vor Jahren habe ich bei einer immer etwas zum Kränklichsein neigenden Mutter im mittleren Lebensalter eine Lungenentzündung ohne Antibiotikum behandelt. Dies war allerdings nur möglich, weil ihr Mann sie vollständig entlasten und Bettruhe sicherstellen konnte. Anfangs kam ich täglich, um die Patientin abzuhorchen, den Krankheitsverlauf zu überwachen und Spritzen zu geben, später war dies nur noch jeden zweiten Tag nötig. Nach Überwindung der Krankheit fühlte sich die Frau so gesund wie seit Jahren nicht mehr, und sie blieb es bisher. Ein solches Vorgehen ist immer Chance und Wagnis, es erfordert Mut vom Patienten wie vom Arzt. Wenn keine engmaschige Kontrolle und Begleitung möglich ist, wird es besser sein, ein Antibiotikum zu geben. Wenn man sich auf ein Durcharbeiten der Krankheit ohne solches Eingreifen einlässt und lediglich die Kräfte des Patienten selbst unterstützt und leitet, sind sorgfältig ausgeführte äußere Anwendungen – vor allem der *Senfmehlbrustwickel* – unverzichtbar.

Bei Lungenentzündung muss immer ein Arzt hinzugezogen werden

Der Senfbrustwickel führt zu einer Durchwärmung der Brustregion, er vertieft und erleichtert die Atmung und ermöglicht leichteres Abhusten. Daher ergänzt er oft andere Behandlungsmaßnahmen sehr gut. Vor der Antibiotika-Ära war er eine der ganz zentralen Maßnahmen der Lungenentzündungsbehandlung, und eine – inzwischen in vorgerücktem Alter stehende, aber immer noch in unserer Praxis tätige – Kinderkrankenschwester, die später die erste Frühgeborenenintensivstation Deutschlands leitete, berichtete, dass sie früher regelmäßig auch in der Klinik Senfwickel anlegte. Man sollte sich mit dem behandelnden Arzt absprechen, ob der Senfbrustwickel zusätzlich zu den anderen Behandlungen durchgeführt werden soll, in unserer Praxis machen wir dies fast immer. Eine Ausnahme stellen entzündliche Hautveränderungen oder Verletzungen der Haut dar. Auch bei intakter Haut brennt dieser Wickel, was durchaus erwünscht ist, zumal gerade hierdurch auch eine sehr willkommene Atmungsvertiefung eintritt. Auch bei einer Bronchitis mit drohender Weiterentwicklung zur Lungenentzündung ist dieser Wickel hilfreich.

Senfbrustwickel

«Brennen» erwünscht

Für die erste Anwendung sollten Sie sich die Ausführung durch den Arzt zeigen lassen. Als Erinnerungshilfe ist die Anwendung auf den folgenden Seiten dargestellt:

124   Örtliche Erkrankungen

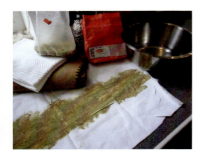

1   Sie benötigen: ein dünnes Baumwolltuch, das dreimal so breit sein soll wie der Bezirk auf der Brust, auf den der Wickel aufgelegt wird, ein Handtuch, möglichst ein Wolltuch, Senfmehl (ausführlich im Kapitel Senffußbad beschrieben, siehe Seite 58 f.), eine Schüssel, gegebenenfalls ein Papiertaschentuch, Watte oder etwas Vaseline.
Wenn der Wickel in der Nähe der Achseln oder Brustwarzen angewendet werden soll, muss man diese mit einem Papiertaschentuch, Watte oder Vaseline abdecken.

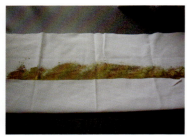

2   Das Senfmehl wird in einem breiten Streifen so auf das Tuch gestreut, dass dieses eben bedeckt ist.

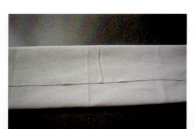
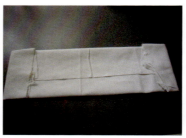
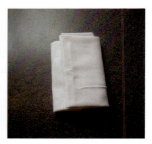

3–5   Anschließend wird das Tuch so eingeschlagen, dass der Senf nicht mehr herausrieseln kann.

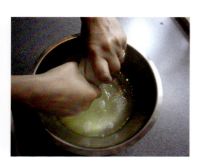

6   Das Tuch wird kurz in warmes Wasser eingetaucht und ausgedrückt.

Lungenentzündung **125**

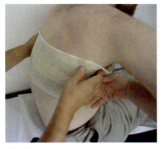 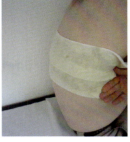 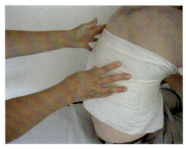

7–8 Dann legt man es auf die vom Arzt angegebene Region des Brustkorbs ...

9 ... legt ein trockenes (Hand-)Tuch darum ...

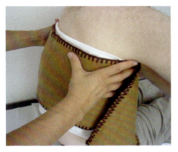 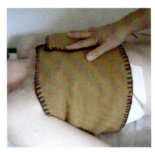

10 ... und wickelt alles mit einem Wolltuch (z.B. Schal) ein.

11 Ziemlich schnell kommt es zu einem brennenden Hitzegefühl. Nach genau 3 Minuten schaut man unter das Senftuch, um zu kontrollieren, ob sich die Haut schon rötet. Bei empfindlichen Patienten (z.B. Kindern) nimmt man dann das Tuch ab. Bei Erwachsenen kann der Senfwickel bis zu 10 Minuten liegen bleiben. Man muss aber darauf achten, Hautverbrennungen zu vermeiden.

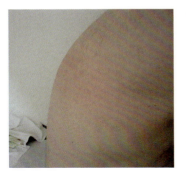

12 Nach der Abnahme soll die Haut erkennbar gerötet sein. Gegebenenfalls anhaftende Senfreste muss man mit einem Lappen entfernen, ohne stärker auf der Haut zu reiben. Empfindliche Haut kann man mit etwas Öl einreiben, was sofort dazu führt, dass das Brennen aufhört.
Anschließend erfolgt Bettruhe. In der Regel wendet man den Senfwickel einmal täglich an. Nach einem Senfwickel beobachten wir bei entsprechender Messung regelmäßig, dass mehr Sauerstoff im Blut ist, und fast immer berichtet der Patient, dass er sich besser fühlt.

Gehirnhautentzündung (Meningitis)

Bei Kopfschmerzen oder Nackensteife ist ebenso wie bei raschem Verfall sofortiges Hinzuziehen eines Arztes erforderlich

Eine leichte Mitbeteiligung der Hirnhäute bei Virusinfekten ist nicht selten. Sie kann zu Kopfschmerzen, leichter Übelkeit und ziehenden Nackenschmerzen führen. Vor allem bei «Sommergrippe», die häufig durch Entero- und Echoviren ausgelöst ist, kommen solche Symptome oft vor. Im Zweifelsfall muss aber immer ein Arzt hinzugezogen werden, da bakterielle Hirnhautentzündungen rasches Handeln und frühzeitigen Einsatz hochdosierter Antibiotika erfordern, um sonst bleibende Schäden zu verhindern. Alarmzeichen sind starke Kopfschmerzen, Übelkeit (unter Umständen mit Erbrechen) und Nackensteife sowie Benommenheit. Die Frage, ob eine Nackensteife, ein sogenannter Meningismus vorliegt, prüft man, indem man das Kinn auf die Brust legen lässt. Bei einer Hirnhautentzündung ist dies in der Regel nicht möglich. Eine andere und ergänzende Möglichkeit ist es, das Knie zum Mund zu führen, ihm «einen Kuss» zu geben. Ist dies wegen Schmerzen im Nacken und Rücken nicht möglich, so ist an eine Meningitis zu denken und ein Arzt zu rufen.

Bei Kleinkindern und Säuglingen sind die Zeichen einer Meningitis weniger charakteristisch. Hinweise können rascher Verfall des Allgemeinzustands oder hohes Schreien, vor allem bei Erschütterung, sein.

Eine Lumbalpunktion kann zur Abklärung erforderlich sein

Lässt sich der Verdacht durch ärztliche Untersuchung nicht ausräumen, so wird in der Regel eine Lumbalpunktion veranlasst. Dabei wird mit einer dünnen Nadel im Bereich der Lendenwirbelsäule zwischen zwei Wirbeln eingestochen und etwas Rückenmarksflüssigkeit entnommen. Bei einer Gehirnhautentzündung finden sich dabei charakteristische Veränderungen, z.B. ein zu hoher Eiweißgehalt. Bei einer bakteriellen Meningitis sind auch eine Vermehrung weißer Blutkörperchen und Bakterien nachweisbar.

Die Lumbalpunktion ist *keine* gefährliche Maßnahme. Eine oft befürchtete Querschnittslähmung kann dadurch nicht auftreten, weil man auf einer Höhe der Wirbelsäule einsticht, in der kein Rückenmark mehr liegt. Einer prinzipiell nicht auszuschließenden Infektionsgefahr kann man durch peinliche Sterilität vor dem Einstich entgegenwirken. Bei einer Meningitis bewirkt die Lumbalpunktion oft durch Druckentlastung eine rasche Besserung der Kopfschmerzen (allerdings darf bei deutlich erhöhtem Hirndruck eine Lumbalpunktion nicht erfolgen, da lebenswichtige Hirnteile sonst «einklemmen» können). Es kann jedoch auch vorkommen, dass die Lumbalpunktion für einige Tage Kopfschmerzen nach sich zieht. Dies ist dann der Fall, wenn sich das durch die Punktionsnadel verursachte Loch im Rückenmarkssack nicht gleich schließt und noch etwas Liquor cerebrospinalis (Gehirn- und Rückenmarksflüssigkeit) ausläuft. Vor allem beim Aufstehen kommt es dann zu einem Unterdruck, der Kopfschmerzen verursacht. Dies ist die einzige häufigere Nebenwirkung, und sie lässt meist spätestens nach einigen Tagen nach und ist nicht gefährlich. Selten ist es erforderlich, das Schließen des Loches dadurch zu unterstützen, dass man an die Stelle etwas Blut des Patienten spritzt, welches gerinnt und dadurch zum Verschluss führt. Im Verhältnis zu den Gefahren einer unbehandelten bakteriellen Meningitis ist das Risiko der Lumbalpunktion vernachlässigbar klein.

Ungefährliche Nebenwirkungen

Wenn die Untersuchung ergibt, dass nur eine virusbedingte Reizung, aber keine ernsthafte Entzündung der Hirnhäute vorliegt, lindert *Gelsemium D30* bzw. *Gelsemium comp.* die Beschwerden oft rasch.

Fieberkrampf

Vor allem bei Kindern kommt es gelegentlich bei rascher Temperaturänderung, meist im Fieberanstieg, gelegentlich aber auch beim raschen Temperaturabfall nach Gabe eines «Fieberzäpfchens» oder bei Überschreiten einer bestimmten Fieberhöhe zum Auftreten eines sogenannten Fieberkrampfes. Insgesamt tritt bei etwa jedem 40. Kind ein solches Ereignis auf. Kommen Krampfanfälle in der Familie vor, so ist das Risiko erhöht. Die meisten Fieberkämpfe ereignen sich im zweiten und dritten Lebensjahr. Ein erstmaliger Fieberkrampf ist für die Eltern immer tief erschütternd. Das Kind wird bewusstlos und starr, oft setzen Zuckungen der Arme und Beine ein, nicht selten verfärbt sich das Gesicht vorübergehend bläulich. Die meisten Eltern glauben, dass ihr Kind jetzt stirbt, wenn sie ein solches Ereignis zum ersten Mal erleben. Diese Überzeugung wird noch dadurch genährt, dass dem Krampf meistens ein tiefer Schlaf folgt, aus dem das Kind nicht geweckt werden kann.

Trotz erschreckenden Anblicks meist harmlos

So schrecklich ein solches Erlebnis ist, so ist doch ein Fieberkrampf glücklicherweise meistens harmlos. Man kann den Fieberkrampf als einen Versuch der geistigen Individualität begreifen, sich tiefer im Leib zu verankern. Wenn der Leib dem Widerstand entgegensetzt, kommt es zum Krampf, gleichsam einem «Rütteln am Leib». Parallel geht damit eine ungeordnete, gewittergleiche Steigerung der elektrischen Aktivität im Gehirn einher, wie wir sie auch bei einem «klassischen» epileptischen Anfall finden. Ein großes Problem der eigentlichen Epilepsie ist, dass hier der Anfall die Betroffenen oft in gefährlichen Situationen überrascht und sie bewusstlos werden und hinstürzen lässt. Ereignet sich so etwas im Straßenverkehr, am Herd oder auf einem Baugerüst, so sind größte Gefährdungen damit verbunden. Ein Fieberkrampf ist dagegen ein sogenannter «Gelegenheitsanfall», der sich nur bei bestimmten, vorhersehbaren Gelegenheiten – hier dem Fieber – ereignet. Früher glaubten manche Fachleute, dass mit jedem Fieberkrampf die Gefahr steige, eine Epilepsie zu entwickeln, bei der Anfälle auch ohne Fieber auftreten. Außerdem hieß es, dass die Anfälle zu Intelligenzdefiziten führen. Zum Teil wurde Kindern deshalb dauerhaft eine «vorbeugende» antiepileptische Medikation verabreicht, die zum Teil einen stark dämpfenden und müde machenden Einfluss hatte und sich damit oft schädigender auf die intellektuelle Entwicklung auswirkte, als es ein gelegentlicher kurzer Anfall tun würde. Die meisten Befürchtungen können aus heutiger Sicht zerstreut werden, und dauerhafte medikamentöse Maßnahmen sind heute weitgehend verlassen worden.

Frühere Befürchtungen weitgehend unbegründet

Selten kann ein Fieberkrampf erstes Symptom einer Epilepsie sein, die sich dann aber auch ohne Fieber bei einer anderen Gelegenheit manifestiert hätte. Hier ist aber nicht der Fieberkrampf Ursache der Epilepsie, sondern das Fieber ist Anlass dafür, dass die vorhandene Krampfneigung in Erscheinung tritt. Da diese Kinder unter Umständen tatsächlich eine längerfristige Behandlung benötigen und sie deshalb aus der großen Zahl der Kinder mit Fieberkrämpfen ohne epileptisches Leiden herausgefunden werden müssen, sollen alle Kinder nach einem ersten Fieberkrampf von einem Kinderarzt oder Kinderneurologen untersucht werden. Es wird dann meistens bei ihnen auch ein EEG, ein Elektroencephalogramm angefertigt, eine schmerzlose Untersuchung, bei der eine etwa erhöhte Anfallsbereitschaft erkannt werden kann.

Vorsorgliche Untersuchung

> **Was ist bei einem Fieberkrampf zu tun?**
>
> Zunächst sollte man dafür Sorge tragen, dass das Kind sich nicht verletzen kann, wenn es im Anfall um sich schlägt. Es sollte möglichst weich liegen, harte Gegenstände oder Materialien, in denen es sich verfangen könnte, sollte man aus dem Weg räumen. Wichtig ist es, auf die Uhr zu sehen, um beurteilen zu können, wie lange der Anfall dauert. Dabei wird nur die Zeit vom Eintritt der Bewusstlosigkeit bis zum Abklingen der Gliedmaßenaktivität (des «klonischen Zuckens») gewertet, nicht mehr der anschließende Schlaf. Weil ein Anfallsgeschehen so eindrucksvoll ist und die Umstehenden wie gebannt davon sind, überschätzt man die Dauer leicht, wenn man keinen objektiven Vergleich hat. Der größte Teil der Anfälle dauert weniger als 3 Minuten. Dauert das Anfallsgeschehen länger, so muss unbedingt ein Arzt gerufen werden. Mehr als 15 Minuten dauernde Anfälle sind absolute Notfälle, bei ihnen droht ein Sauerstoffmangel des Gehirns. Glücklicherweise sind solche verlängerten Anfälle oder Status vergleichsweise selten. Für die Beurteilung des Krampfgeschehens durch den Arzt ist es hilfreich, wenn man sich den Verlauf merkt. In der Regel sind die Zuckungen beim unkomplizierten Fieberkrampf mehr oder minder symmetrisch. Finden die Zuckungen dagegen nur auf einer Körperseite oder in einem Körperteil statt, so kann dies ein Hinweis auf eine zugrunde liegende Hirnschädigung sein (diese muss aber nicht vorliegen, entsprechende Untersuchungen sind dann jedoch nötig).

Die Durchführung eines EEGs ist allerdings im Allgemeinen erst frühestens eine Woche nach einem Anfall sinnvoll, da es sonst oft unspezifische Veränderungen zeigt. Dies gilt vor allem auch dann, wenn Medikamente zur Durchbrechung des Anfalls gegeben wurden.

Wie sieht es mit dem Einfluss auf die Intelligenz aus? Eine Studie an vielen tausend Kindern, die über Jahre beobachtet wurden, ergab, dass Kinder mit Fieberkrämpfen keine schlechteren Schulleistungen zeigen als andere. Im Durchschnitt haben die Fieberkrampf-Kin-

Kein Einfluss auf die Intelligenz

der eine etwas bessere Lesefähigkeit, waren dafür aber etwas ungeschickter beim Turnen als die Vergleichskinder.[34] Dies ist wahrscheinlich nicht Folge des Krampfgeschehens, sondern entspricht eher der oben angedeuteten Konstitution. Kinder mit Fieberkrämpfen scheinen etwas mehr «im Kopf zu Hause» zu sein als «im Leib».

Ausschließen von Gehirnentzündung

Es gibt noch einen Grund, weshalb bei einem ersten Fieberkrampf ein Arzt gerufen werden sollte. Selten gibt es Gehirnentzündungen (Encephalitiden), die sich durch hohes Fieber, Krampfanfälle und Bewusstseinstrübung äußern können. Diese gefährlichen Krankheiten können mit modernen Medikamenten behandelt werden, die aber frühzeitig eingesetzt werden müssen. Eine solche Erkrankung muss selbstverständlich ausgeschlossen werden.

Ein Drittel der Kinder mit Fieberkrampf erleiden später ein ähnliches Geschehen

Bei etwa einem Drittel der Kinder mit Fieberkrampf kommt es zu einer Wiederholung des Geschehens. Kommen Fieberkrämpfe oder Epilepsie in der Familie vor, so steigt die Wahrscheinlichkeit an. Auch bei asymmetrischen Fieberkrämpfen oder solchen, die länger als 15 Minuten dauerten, ist die Wiederholungsgefahr erhöht.

Wenn sich ein Fieberkrampf ereignet hat, kann man zunächst *Belladonna D12* (5 Globuli) und *Cuprum metallicum D12* oder *D30* (5 Globuli) geben. Das weitere Vorgehen und mögliche Vorbeugungsmaßnahmen muss man mit dem Arzt besprechen.

Beteiligung von Herz und Kreislauf

Probleme beim raschen Aufstehen

Schon durch die Pulsbeschleunigung im Fieber stellt jede fieberhafte Erkrankung eine Herausforderung für den Kreislauf dar. Vor allem beim schnellen Lagewechsel, insbesondere beim raschen Aufstehen nach dem Liegen, kann es zu einem kurzzeitigen Blutdruckabfall kommen, der sich durch Druckgefühl im Kopf oder «Schwarzwerden vor Augen» äußern kann. Im Allgemeinen ist dies nicht gefährlich, selten kann es aber zu kurzzeitiger Ohnmacht kommen, die durch Sturz zu Verletzungen führen kann. Man kann dies verhindern, wenn man vor dem Aufstehen die Waden und Oberschenkelmuskeln anspannt. Dem Kreislauf wird hierdurch Blut zugeführt, das sonst im Venensystem der Beine versackt. Zusätzlich ist zu empfehlen, vor dem Aufstehen erst einen Moment am Bettrand zu sitzen.

Sollten die genannten Zustände unangenehm sein, so kann man kurzfristig z.B. 5 Tropfen *Korodin®-Herz-Kreislauf-Tropfen* einnehmen, die vor allem durch ihren Gehalt an Kampfer eine kreislaufanregende Wirkung haben, die schon auf Seite 95 erwähnten Camphora D3 Ampullen haben eine vergleichbare Wirkung. Ist eine Neigung zu Kreislaufschwäche bekannt, so kann man mittelfristig mit *Cardiodoron® mite* (3-mal täglich 5 bis 10 Tropfen) oder *Primula comp. Globuli* (3-mal 5 bis 7) eine gute Wirkung erzielen. *Kreislaufanregung*

Wesentlich ernster als die beschriebenen flüchtigen funktionellen Störungen ist eine Herzmuskelentzündung (Myokarditis), die durch einen Virusinfekt ausgelöst werden kann. Sie kann sich durch unregelmäßigen Herzschlag (der aber auch ganz harmlose Ursachen haben kann), zu langsamen Puls, Missempfindungen im Herzbereich, Schwächegefühl und Atemnot äußern. Bei solchen Symptomen muss auf jeden Fall ein Arzt geholt werden. Durch Laboruntersuchungen und Ableitung eines EKGs kann er zur weiteren Klärung beitragen. Oft wird zusätzlich eine Ultraschalluntersuchung des Herzens vorgenommen, durch welche die Beweglichkeit seiner Muskulatur beurteilbar ist. *Herzmuskelentzündung*

Symptome

Im Zentrum der Behandlung einer Herzmuskelentzündung steht die strikte körperliche Schonung. Schulmedizinisch gibt es kaum Möglichkeiten, diese Komplikation zu beeinflussen, die vorgenannten Medikamente (vor allem Primula comp. und Cardiodoron) können aber sehr hilfreich sein. Vor allem bei älteren Patienten hilft auch *Adonis comp.* (3-mal täglich 7 Globuli). Wesentlich können Organpräparate (z.B. *Cor/Aurum*) zur Besserung beitragen. Kürzlich habe ich bei einem Patienten, bei dem nach einer verschleppten Grippe Herzbeschwerden und EKG-Veränderungen auf eine Myokarditis deuteten, erlebt, dass er sich unter einer solchen Behandlung (die auch Injektionen mit einem anthroposophischen Präparat aus Schlüsselblumen und Eselsdistel einschloss) rasch wieder gut fühlte und die EKG-Veränderungen innerhalb weniger Wochen verschwanden. Die Einzelheiten der Behandlung muss man aber dem Arzt überlassen. *Strikte körperliche Schonung erforderlich*

Obgleich ich diesbezüglich anfangs skeptisch war, habe ich gelernt, dass bestimmte Nahrungsergänzungsmittel bei Myokarditis und Pulsunregelmäßigkeiten bei und nach Virusinfekten eine große Hilfe darstellen können. Besonders hilfreich scheinen Ubichinon *Nahrungsmittelergänzung*

Ubichinon (= «Q10»)-haltige Mittel zu sein. Ubichinon ist ein Bestandteil von Enzymen der Atmungskette und für den Zellstoffwechsel von großer Bedeutung. Obgleich Ubichinon in fast allen Nahrungsmitteln enthalten ist, scheint doch seine Zufuhr nicht immer auszureichen. Eine sinnvolle Kombination mit Vitamin E und C, Magnesium und zahlreichen anderen Vitaminen und Spurenelementen sowie herzwirksamen Fettsäuren stellt z.B. *Ortho Cor*® dar. Wenn der Verdacht auf das Vorliegen einer Schilddrüsenstörung besteht (die ebenfalls zu Herzrhythmusstörungen führen kann), muss allerdings die Jod-Tablette, die jeder Tagesdosis beiliegt, weggelassen werden.

Darmgrippe

Keine echte Grippe Vielleicht ist es nicht ganz korrekt, die viralen Durchfallerkrankungen in den Gesamtrahmen dieses Buches aufzunehmen. Streng medizinisch gesehen haben sie nicht viel mit den bisher betrachteten Erkältungskrankheiten oder gar mit einer echten Grippe zu tun, obwohl auch bei dieser gelegentlich leichter Durchfall auftreten kann. Im Bewusstsein der Bevölkerung leben aber die Durchfallerkrankungen – vor allem wenn sie epidemisch auftreten – als «Darmgrippe», und so sollen sie hier zumindest kursorisch noch behandelt werden.

Vielfältige Ursachen des Durchfalls Durchfall kann vielfältige Ursachen haben, sie reichen von der Lebensmittelunverträglichkeit in fremden Ländern und unter Umständen dort akquirierten Bakterien über Lebensmittelvergiftungen im engeren Sinne («berühmt» sind z.B. die Massenerkrankungen nach Genuss von verdorbenem Tiramisu) und chronisch entzündliche Darmerkrankungen bis zu virusbedingten, vorübergehenden Entzündungen im Magen-Darm-Trakt. Diese sind es, die im Folgenden vornehmlich betrachtet werden sollen. Diese Erkrankungen sind meistens harmlos und vergehen nach einigen Tagen. Wenn aber hohes Fieber, stärkere und vor allem in einer Bauchregion konzentrierte Schmerzen bestehen oder das Allgemeinbefinden sehr beeinträchtigt ist, so muss ein Arzt hinzugezogen werden. Dies gilt auch, wenn der Durchfall blutig oder sehr schleimreich sein sollte.

Ausgleich der Flüssigkeits- und Salzverluste Bei Durchfallerkrankungen sollte man zunächst die Nahrungsaufnahme reduzieren und insbesondere Fette und sehr süße und blähende Speisen meiden. Das entspricht dem allgemeinen Prinzip, ein erkranktes Organ erst einmal zu entlasten. Wichtig ist aber ein Ausgleich der Flüssigkeits- und Salzverluste. Dazu sollte man genügend trinken, empfehlenswert sind leicht gesüßter *Kamillen-*, *Rooibos-* oder *Schwarztee*. Letzterer wirkt gerbend und dadurch strukturierend auf die Darmschleimhaut. Schwarztee sollte man allerdings Kindern nicht geben. Ebenso gerbend wirkt Tee aus *Heidelbeerblättern*, leider ist er geschmacklich aber oft problematisch. Ein guter Kompromiss, der auch von Kindern gerne angenommen wird, besteht in einem Gemisch von Brombeer- und Himbeerblättern als Teegrundlage, man kann auch getrocknete Heidelbeeren verwenden.

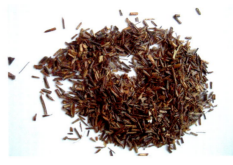

Rooibos

Durch gelegentliches Verabreichen einer (fettarmen) Gemüsebrühe werden Kalium- und Kochsalzverluste sehr gut ausgeglichen und die Brühe wird oft als entscheidende Stärkung erlebt. Gegebenenfalls muss man sogenannte «orale Rehydrationslösungen» geben. Man erhält sie in der Apotheke (z.B. *Oralpädon*®, *Elotrans*®), diese enthalten die nötigen Mineralsalze in ausgewogenem Verhältnis und zusätzlich Traubenzucker, der zur Aufnahme der Salze beiträgt. Das Präparat *Infectodiarrstop*® *LGG* enthält neben Mineralien und Traubenzucker (der die Salzaufnahme fördert) Milchsäurebakterien, welche die Darmflora stabilisieren und dadurch die Durchfalldauer verkürzen können. Solche speziellen Rehydrationslösungen oder gar – vom Arzt durchzuführende – Infusionen in die Blutgefäße sind dann erforderlich, wenn die Flüssigkeitsverluste zu groß werden. Man bemerkt dies an Benommenheit, trockener Zunge oder einem kurzzeitigen «Stehenbleiben» einer Hautfalte, die man am Handrücken abhebt. Im Zweifelsfall sollte der Pflegende einen Vergleich mit seiner Hand vornehmen. Vor allem bei Säuglingen und sehr alten Menschen kann ein derartiger Flüssigkeitsverlust gefährlich werden, und im Fall einer Beeinträchtigung des

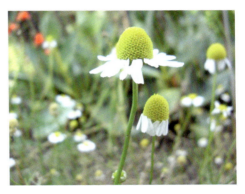

Kamille

Symptome der Austrocknung

Allgemeinzustandes sollte ein Arzt hinzugezogen werden, der gegebenenfalls Salze und Flüssigkeit in Form einer Infusion in eine Vene verabreichen kann, was meist sehr schnell zu einer entscheidenden Besserung des Befindens führt.

Leichte Basisernährung

Wenn die Erkrankung länger als einen halben bis einen Tag andauert, sollte wieder eine leichte Basisernährung erfolgen. Das früher empfohlene mehrtägige Teefasten bis zum Ende des Durchfalls entkräftet oft zu sehr; auch weiß man inzwischen, dass eine verträgliche Ernährung zur Erholung der Darmschleimhaut beiträgt. Fett und blähende Speisen sollten aber vermieden werden. Gut gekauter Zwieback, ohne Milch zubereiteter Kartoffelbrei, gedünsteter Hokkaidokürbis und Chicorée können aber empfohlen werden.

Medikamentös hat sich bei Durchfällen *Bolus alba comp.* Pulver bewährt. Dieses enthält weiße Tonerde, die Giftstoffe und Keime im Darm bindet, und eine Reihe von Pflanzen und Mineralien in potenzierter Form, welche die Darmfunktionen unterstützen und den Kreislauf stabilisieren. Man gibt 1 Teelöffel des Pulvers auf ½ Glas Wasser und lässt davon alle Viertel- bis halbe Stunde einen Schluck nehmen. Leider sagt nicht jedem Kranken der Anisgeschmack des Präparates zu. Bei Durchfall nach Genuss verdorbener Lebensmittel hilft *Arsenicum album* am besten. Man gibt 20 Tropfen oder Globuli der D6 oder D12 in ½ Glas Wasser und nimmt davon halbstündlich 1 Teelöffel. Wenn der Kreislauf bei Durchfall instabil ist, einem z.B. beim Aufstehen schwindlig wird und «reiswasserartiger» Durchfall vorliegt, so hilft *Veratrum D6*, halbstündlich 5 Globuli.

Unterstützung der Darmfunktion und Stabilisierung des Kreislaufs

Manchmal ist auch – vor allem wenn der Durchfall sich längere Zeit hinzieht, ohne stärkere Allgemeinsymptome zu verursachen – *Geum urbanum Rh D3* ein gutes Arzneimittel. Man nimmt davon alle 2 Stunden 5 bis 10 Tropfen.

Wenn nach einem Durchfall noch für einige Zeit Schwäche besteht, so hilft *China e cort. D12* (2-mal täglich 5 Globuli), das man für ein bis zwei Wochen nehmen sollte, meistens ganz ausgezeichnet. China hilft aber oft auch beim Durchfall selbst, wenn andere Mittel versagen.

Zur Stabilisierung eines noch empfindlichen Darmes haben sich in der Anthroposophischen Medizin das aus Farnen und Weidenarten hergestellte *Digestodoron*® (3-mal 1 bis 2 Tabletten zerkauen) und das ähnliche *Aquilinum comp.* (3-mal 5 Globuli) bewährt. Auch fein geriebener Apfel kann hilfreich sein. Sollten sich die Beschwerden unter solcher Ernährung verschlechtern, so muss sie zunächst wieder zurückgenommen werden.

Rekonvaleszenz

Es ist etwas unmodern geworden, die Phase der Rekonvaleszenz zu beachten, den Zeitraum, in dem man schon keine Krankheitssymptome im engeren Sinne mehr hat, aber doch noch nicht wieder ganz gesund ist. Dennoch entscheidet sich gerade in diesem Abschnitt, ob die Krankheit zum Guten oder Schlechten ausschlägt. Es wurde schon erwähnt, dass in den ersten drei Monaten nach einer Grippe bei älteren Menschen die Sterblichkeit ansteigt, aber auch bei jüngeren Menschen kann eine schlummernde Krankheit ausbrechen, die durch die Grippe hervorgelockt wurde. Andererseits kann in dieser Phase ein Gewinn der Krankheit stabilisiert werden. Von großer Bedeutung ist, dass man sich nicht Hals über Kopf in die Arbeit stürzt, sobald dies gerade wieder möglich wäre, um «das Versäumte» nachzuholen. Dann wäre ein Rückfall oder eine Nachkrankheit geradezu vorprogrammiert. Es ist gut, wenn man wenigstens noch drei Tage nach dem Abklingen der Symptome vergehen lässt. Einen im Bett, einen im Haus und einen mit leichter Belastung wie vorsichtigem Spazierengehen im Freien. Bei kompliziertem Verlauf, eigentlicher Grippe und großer Schwäche sind längere Zeiträume (mindestens zwei Tage für jede Phase) für die genannten Aufbaustufen zu wählen.

Eine entscheidende Phase

Mir ist bewusst, dass in der heutigen Zeit hohen Arbeitsdrucks und der Angst vor Arbeitsplatzverlust einerseits eine geringe Neigung vieler Ärzte besteht, längere Zeit krankzuschreiben, dass andererseits viele Patienten dies selbst nicht wünschen. Die positiven Auswirkungen auf die Arbeitskraft und die geringere Neigung zu erneuter Erkrankung bei «richtigem Auskurieren» rechtfertigen aber diese Pause vor dem Wiedereintritt in den Alltag. Notfalls ist es sicher besser, einige Urlaubstage zu investieren, als sich lange erschöpft hinzuschleppen. Auch Schulkinder holen das Versäumte gut nach, wenn sie richtig gesund geworden sind. Schickt man sie aber noch kränklich in die Schule, so führen Konzentrationsstörungen, mangelnde Aufmerk-

Richtiges Auskurieren lohnt sich!

samkeit, Kopfschmerzen etc. nur allzu leicht zum Leistungsabfall und damit verbundenem Unglücklichsein.

Stärkende Maßnahme

Für die medikamentöse Begleitung der Rekonvaleszenzzeit ist insbesondere *Levico-Wasser* von Bedeutung. Die Levico-Quelle liegt im italienischen Trentino und ist durch ein einmalig ausgewogenes Verhältnis von Eisen, Kupfer und Arsen gekennzeichnet. Levico-Wasser wirkt vor allem sehr gut gegen Erschöpfung, und Rudolf Steiner empfiehlt es, um den «schlafenden Krankheiten», die durch eine Grippe hervorgelockt werden können, entgegenzuwirken. Man kann entweder *Levico D3* in Tropfenform einnehmen oder *Levico comp. Globuli* (3-mal täglich 5 bis 7). In Letzterem ist neben potenziertem Levico-Wasser noch Johanniskraut (Hypericum), das Lichtkräfte vermittelt, und eine besondere Zubereitung von Schlehen und dem Eisenmineral Hämatit enthalten. Es wirkt dadurch besonders gut auch seelischem Erschöpfungsgefühl entgegen, das gelegentlich auf eine Grippe folgt. Der Arsengehalt ist bei den potenzierten Arzneimitteln so gering, dass keinerlei Bedenken dagegen bestehen, im Gegenteil wurde in Tierversuchen gezeigt, dass durch Arsenpotenzen die Entgiftung bei arsenvergifteten Tieren angeregt wurde. Bei ausgesprochener Schwäche können *Schlehen-Elixier* oder *-Ursaft* helfen. Die Aspekte, die darüber hinaus im Kapitel über Vorbeugung genannt sind, spielen auch in der Nachbehandlung eine Rolle. Sollten noch Kreislaufbeschwerden bestehen, so macht man oft gute Erfahrungen mit dem aus potenziertem Gold und Schlehe hergestellten Mittel *Aurum/Prunus* (3-mal täglich 7 Globuli).

Levico

Schlehen-Elixier

Ganzkörpereinreibungen

Häufig zum Wiederaufbau der Kräfte sehr hilfreich sind auch Ganzkörpereinreibungen mit *Solum-Öl*, einem Ölauszug aus Torfmoor, Rosskastanien und Schachtelhalm unter Zusatz von ätherischem Lavendelöl. Dieses Öl schafft eine wärmende Hülle, in der eigene Kraft wachsen kann. Ebenfalls geeignet ist *Schlehenblüten-Haut- und Massageöl* oder *(Wild-)Rosen-Öl*. Die Schlehe (Prunus) vermittelt Lichtkräfte und wirkt straffend und tonisierend. Besonders gut kann es sein, zunächst mit Solum-uliginosum-Öl eine Hülle zu bilden und parallel mit dem Aufstehen des Patienten dann mit Schlehen-Öl die Aufrichtung und Kraftentfaltung zu unterstützen. Die Rose hilft dagegen vor allem dort, wo seelische Überanstrengungen zur Krankheit beigetragen haben.

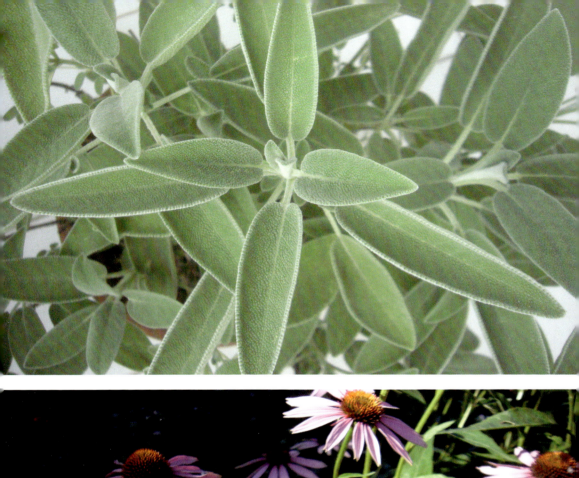
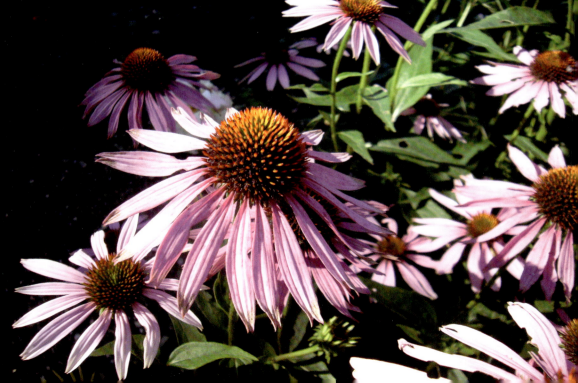

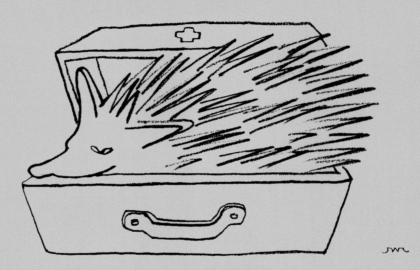

Grippe-Schutzimpfung

Alljährlich wird im Herbst zur Grippe-Schutzimpfung aufgefordert. Die Befürworter beschwören die Gefahren der Grippe und den Nutzen der Impfung, die Gegner deren Gefahren. Viele Patienten, die einmal geimpft worden sind, zeigen sich enttäuscht, weil sie im darauf folgenden Winter trotzdem fieberhafte Infektionen der Atemwege bekamen. Manche meinen sogar, sie wären nach der Impfung besonders schwer an «Grippe» erkrankt.

Meines Erachtens sollte man die Grippe-Schutzimpfung, die besser Influenza-Schutzimpfung hieße, um Missverständnisse zu vermeiden, weder generell ablehnen noch unkritisch empfehlen. Vielmehr muss man ihre Möglichkeiten und Probleme genau betrachten und dann eine individuelle Impfentscheidung treffen.

Individuelle Impfentscheidungen treffen

Eine Grippe – gemeint ist jetzt nachfolgend immer die Influenza – führt zu einer intensiven Aktivität des ganzen Immunsystem mit in der Regel hohem Fieber. In dieser Aktivität wird schließlich die Erkrankung überwunden und man ist dagegen anschließend immun. Da die Grippeviren sich ständig verändern und zumeist im Folgewinter ein etwas anderer Virustyp im Umlauf ist als im Vorjahr, kann dennoch immer wieder eine Grippe auftreten. Das fieberhafte Durchmachen der Grippe hinterlässt allerdings meistens eine erweiterte Immunität, die auch für mäßig abgeänderte Viren wirksam ist. Ist dagegen eine starke Veränderung eingetreten, so kann unter Umständen eine erneute Krankheit auftreten, auch diese ist jedoch, nachdem man einmal eine Grippe durchgemacht hat, gegenüber der Ersterkrankung deutlich abgeschwächt. Vermutlich ist das der Grund, weshalb die 2009 aktuelle «mexikanische» (oder «Schweine»-)Grippe tendenziell bei jungen Patienten schwerer zu verlaufen scheint als bei ältern, die – oft vor vielen Jahren – schon mehrfach im Leben Influenza-Infektionen überwunden haben.

Grippeviren verändern sich ständig

Grippe-Schutzimpfung

Der Grippe-Impfstoff enthält in der Regel Material aus drei verschiedenen Virusstämmen, von denen die Weltgesundheitsorganisation (WHO) annimmt, dass sie in der nächsten Grippesaison eine wesentliche Rolle spielen werden. Allerdings ist man bei der Grippe vor Überraschungen nie sicher. Sollte ein neuer Stamm auftreten, so war die Impfung diesbezüglich wertlos.

Impfstoffherstellung über bebrütete Hühnereier

Zur Impfstoffherstellung werden im Allgemeinen bebrütete Hühnereier mit darin enthaltenen Embryonen mit Grippeviren infiziert. Für Menschen, die generell die Tötung von Tieren für sich ablehnen, kann dies eine wichtige Information sein. Nachdem genügend Viren gebildet worden sind, werden diese inaktiviert und in ihre Einzelbestandteile gespalten. Sie können anschließend nicht mehr vermehrt werden. Die Übertragung einer Infektionskrankheit durch einen solchen Spaltimpfstoff ist mit allergrößter Sicherheit ausgeschlossen. Außer den Virusspaltprodukten enthalten die Impfstoffe Spuren von Hühnereiweiß, Konservierungsmittel (oft Thiomersal), Formaldehyd und Antibiotika (z.B. Neomycin), die dem bebrüteten Hühnerei beigegeben wurden, damit keine bakterielle Infektion auftritt. Die Menge

Achtung Allergiker!

dieser Substanzen ist gering, sie kann aber für Allergiker von Bedeutung sein. Die verschiedenen im Handel befindlichen Grippe-Impfstoffe enthalten unterschiedlich viele derartige Begleitstoffe. Im Zweifelsfall lohnt sich daher ein Gespräch mit dem Arzt, welcher Impfstoff für einen selbst der geeignetste sein könnte, da diese unterschiedlich verträglich sind. Die Impfung erfolgt in der Regel in den Deltamuskel des Oberarmes, bei kleinen Kindern in einen Muskel an der Außenseite des Oberschenkels. Der Organismus reagiert auf diesen Reiz viel weniger als auf die Infektion mit dem «Wildvirus». Allgemeinsymptome wie Fieber, Schüttelfrost, Kopf- und Gliederschmerzen treten nur gelegentlich auf. Lokale Muskelschmerzen, Schwellungen und Rötungen sind dagegen häufiger.

Erzielte Immunität streng virusstammspezifisch

Durch die meist fieberfreie «Impfkrankheit» wird das Immunsystem nur teilweise aktiviert (vor allem das sogenannte «humorale» System, nicht dagegen im selben Maß das «zelluläre»). Die erzielte Immunität ist daher (im Gegensatz zum Durchstehen der natürlichen Krankheit) weitgehend virusstammspezifisch und lässt auch bereits nach wenigen Monaten nach. Eine Schutzwirkung wird meist nur für den unmittelbar anschließenden Winter erzielt.

Da außerhalb von Pandemiezeiten nur etwa 12 % der infektiösen Atemwegserkrankungen durch Grippeviren ausgelöst werden, kann die Grippe-Impfung keine sehr spürbare Auswirkung auf die Zahl der «Erkältungen» haben. Es wäre unfair, dies als Impfversagen anzusehen. Ebenso unrichtig wäre es, den Eindruck zu erwecken, dass mit der Grippe-Impfung im nachfolgenden Winter Erkältungskrankheiten zu vermeiden wären. Die genannten Verhältnisse gelten nur für «normale» Winter. In Grippepandemiezeiten steigt die Zahl der Influenzaerkrankungen sprunghaft und eigentlich ist erst dann die mögliche Schutzwirkung deutlich zu spüren.

Keine spürbare Auswirkung auf Erkältungen

Die Wirksamkeit der Grippe-Impfung gegen die echte Grippe ist gut belegt, sie ist aber fern davon, absolut zu sein. Bei Patienten, die wegen Vorerkrankungen, die sie bei einer Grippe besonders gefährden würden, geimpft worden sind, soll laut einer Studie[35] eine Wirksamkeit von 63 % erzielt worden sein, eine solche von 77 % bei Menschen, die wegen fortgeschrittenen Alters geimpft wurden. Andere Studien zeigen im Gegensatz dazu allerdings, dass gerade ältere und chronisch kranke Patienten wegen ihres geschwächten Immunsystems nur in 30 bis 40 % tatsächlich durch die Impfung geschützt werden. Eine ganze Reihe von Problemen erschwert die Beurteilung der Grippe-Schutzimpfung. Besonders gravierend ist einerseits die Tatsache, dass außerhalb von Epidemiezeiten nur ein geringer Teil (10 bis 20 %) der grippeartigen Erkrankungen durch Influenzaviren verursacht ist, andererseits die ständige Änderungsbereitschaft des echten Influenzavirus, sodass im ungünstigen Fall die Impfung gegen ein Virus erfolgt, das vom tatsächlich in der Saison auftretenden Virus so verschieden war, dass eine Wirkung nicht erwartet werden kann. Schließlich gibt es bei der Beurteilung auch viele Fallstricke, die in der Anlage der Studien selbst begründet sind und die nicht nur beim Laien zu Fehleinschätzungen führen können. Wie schwierig es ist, die Zuverlässigkeit von Aussagen zur Wirksamkeit der Grippe-Impfung zu beurteilen, soll folgender Fall zeigen: Von Armstrong und Mitarbeitern wurde 2004 im «British Medical Journal» über eine Studie an mehr als 24.000 über 75-jährigen Patienten berichtet. In vielen medizinischen Studien werden die Patienten durch Zufall auf zwei Gruppen verteilt. Die eine erhält das geprüfte Medikament, die andere ein wirkstofffreies Scheinpräparat (Placebo). Im Idealfall sollen weder Patient noch Arzt wissen, welcher Gruppe

Wirksamkeit der Grippe-Impfung

Probleme bei der Beurteilung der Wirksamkeit

der Patient angehörte, und erst für die abschließende Analyse soll diese «Verblindung» aufgehoben werden. Aus verschiedenen Gründen ist dieses Vorgehen aber oft nicht durchführbar, und auch bei der Grippe-Impfung ist es kaum beschritten worden. Die einzige in dieser Weise (an etwas über 1.800 Patienten durchgeführte) Studie an über 60-jährigen Patienten zeigte tatsächlich, dass bei geimpften Patienten nur etwas mehr als halb so viele grippeähnliche Erkrankungen wie bei nicht geimpften beobachtet wurden, zu Sterblichkeitsunterschieden konnten aber keine Aussagen gemacht werden. Armstrong und Mitarbeiter verglichen nun Patienten, die sich aus eigenem Entschluss bzw. auf Veranlassung ihrer Ärzte impfen ließen, mit solchen, die das nicht taten. Sie wählten ein besonders «hartes» (und bedeutsames) Kriterium für die Wirksamkeitsbeurteilung, nämlich die Sterblichkeit. Dabei beobachteten sie, dass die Sterblichkeit der nicht geimpften Patienten in Zeiten hoher Grippeaktivität (also zu Zeiten starker Grippeverbreitung in der Bevölkerung) erhöht war, dass das aber nicht für geimpfte Patienten galt. Dies wurde als Kriterium der Wirksamkeit der Impfung bewertet und eine Wirksamkeit von über 80% angenommen.[36] Dieses scheinbar sehr beeindruckende Ergebnis wird seither viel zitiert und als Beleg für den Nutzen der Impfung angeführt. Von den Autoren einer anderen Studie mit ähnlich vielen Patienten wird an diesem Ergebnis (und dem vieler anderer Grippe-Impfstudien) aufgrund einleuchtender, aber zunächst überraschender Argumente im «International Journal of Epidemiology» grundsätzliche Kritik geübt. Das Team um Lisa Jackson beobachtete auf ähnliche Weise wie das um Ben Armstrong 72.527 über 65 Jahre alte Patienten.[37] Sie achteten aber auf den Unterschied der Sterblichkeit von geimpften und nicht geimpften Patienten schon vor Einsetzen der Grippesaison und stellten fest, dass geimpfte Patienten vor Einsetzen häufiger Grippeerkrankungen ein über 60% niedrigeres Sterberisiko hatten als Ungeimpfte, während der Grippezeit aber nur noch ein 46% niedrigeres Risiko, nach der Grippesaison sogar nur noch ein etwas über 25% niedrigeres. Hatte die Grippe-Impfung also vor der Grippesaison vor anderen Todesursachen als Grippe geschützt? Und wurde dieser Schutz durch Grippeerkrankungen in der Bevölkerung zunehmend schlechter? Beides ist sehr unwahrscheinlich. Man muss aber bedenken, dass nur Gesunde geimpft werden dürfen, da sonst vermehrte Impfkomplikationen

Studie zur Sterblichkeit

auftreten könnten. Außerdem wird sich ein gesunder, mobiler alter Mensch eher an einer Impfkampagne beteiligen als ein immobiler oder schwer kranker. Wenn dann ein unterschiedliches Sterberisiko in beiden Gruppen gefunden wird, muss dies mit der Grippe gar nichts zu tun haben, sondern mit dem grundsätzlich unterschiedlichen Gesundheitszustand zwischen der Personengruppe, die geimpft wurde, und jener, bei der dies nicht der Fall war. Dass der scheinbare Effekt der Impfung im Zeitverlauf abnimmt, hat vermutlich den Grund, dass die alten Patienten zum Impfzeitpunkt besonders gesund waren, aber im Lauf der Zeit altersbedingt allmählich ähnlich krank wurden wie die ursprünglich Nicht-Geimpften. Diese Beobachtungen und Überlegungen stellen allerdings die scheinbar überzeugenden Ergebnisse anderer Studien beträchtlich in Frage.

Unterschiede im Gesundheitszustand

Wegen solcher und vieler weiterer widersprüchlicher Studienergebnisse sind systematische, unabhängige Auswertungen aller bekannten Studien von besonderer Bedeutung, zumal viele Studien Schwächen aufweisen, die sich nur dem Kundigen offenbaren. Eine besonders anerkannte Form solcher sogenannten «Meta-Analysen» der bekannten Studien stellen die «Cochrane Reviews» dar. Eines dieser Reviews kommt zu dem Ergebnis: Bei gesunden unter 65-Jährigen konnte in Studien kein Einfluss der Impfung auf die Häufigkeit von Krankenhausaufnahmen und auf die Sterblichkeit durch Grippe und Grippekomplikationen nachgewiesen werden.[38] Auch bei Patienten, die unter Bronchialasthma oder der Lungenkrankheit Cystische Fibrose leiden, konnten keine Impfeffekte nachgewiesen werden. Bei Säuglingen und Kleinkindern unter zwei Jahren sei der Schutzeffekt der Impfung ebenfalls nicht von einer Scheinimpfung (Placebo) unterscheidbar gewesen.[39] Eine im renommierten «British Medical Journal» veröffentlichte Übersicht über die Erkenntnislage zur Grippe-Impfung kommt bei der Auswertung der publizierten Studien zur Einschätzung, dass verblüffend wenig über die Wirksamkeit der Grippe-Impfung bekannt sei, sich in den Studien aber gezeigt habe, dass die Grippe-Impfungen «geringen oder keinen Einfluss auf die untersuchten Parameter» (z.B. Sterblichkeit, Krankenhausaufnahmen, Krankschreibungstage etc.) gehabt haben.[40] Insofern bestehe eine offenbare Diskrepanz zwischen öffentlich vertretener Impfpolitik und tatsächlich vorhandenen Erkenntnissen. Auf jeden Fall sprechen diese Ergebnisse dagegen, die

«Meta-Analysen»

Diskrepanz zwischen Impfpolitik und vorhandenen Erkenntnissen

> **Für wen wird die Grippe-Schutzimpfung offiziell empfohlen?**
>
> Die Bundesregierung hat eine «ständige Impfkommission» (STIKO) berufen, die berät, welche Impfungen öffentlich für welche Personengruppen empfohlen werden. Treten Impfkomplikationen, die bleibende Gesundheitsschäden hinterlassen, nach Impfungen auf, die von der STIKO empfohlen werden, so entschädigt der Staat dafür.
>
> In diesem Sinne öffentlich empfohlen wird die Grippe-Schutzimpfung bei Patienten, die durch eine Grippe besonders gefährdet würden. Genannt werden unter anderem Patienten mit chronischen Atemwegserkrankungen, chronischen Herz- und Nierenkrankheiten, Zuckerkrankheit (Diabetes mellitus), chronischen Stoffwechselkrankheiten und Immunschwächen. Letztere können aufgrund seltener angeborener Erkrankungen bestehen, therapiebedingt sein (z.B. durch Chemotherapie bei Krebskrankheit) oder auf andere Art erworben sein (z.B. durch eine HIV-Infektion). Außerdem wird Personen über 60 Jahren die Grippe-Schutzimpfung angeraten. Empfohlen wird die Impfung auch für im Gesundheitswesen Tätige, die erhöhten Infektionsrisiken ausgesetzt sind und – wie alle Menschen mit vielen Sozialkontakten (z.B. in Lehr- und Erziehungsberufen) – andere vermehrt anstecken können. Dass möglicherweise bei der «Schweinegrippe» gerade ältere Menschen auf eine «Vorerfahrung» ihres Immunsystems mit einem verwandten Erreger zurückgreifen können und daher weniger anfällig sind als man es erwarten würde, wurde bereits oben besprochen (siehe Seite 46).

Impfindikation   Impfindikation wesentlich über die empfohlenen auszudehnen. Für gesunde Erwachsene vor dem Rentenalter gibt es in der Regel keinen Grund für eine Grippe-Impfung. Immerhin haben aber (wenn auch ebenfalls nicht widerspruchslos) einzelne Studien ergeben, dass bei älteren Patienten die Häufigkeit von Krankenhausaufnahmen wegen Lungenentzündung nach Grippe-Impfung abnehmen kann. Einschränkend muss gesagt werden, dass es in Zeiten einer Grippepandemie Gründe geben kann, größere Teile der Bevölkerung zu impfen, um eine Weiterverbreitung zu begrenzen oder das Funktionieren wichtiger Bereiche des öffentlichen Lebens aufrechtzuerhalten. Auf gesicherte Erkenntnisse könnte man sich dabei aber nicht stützen.

Ist die Grippe-Schutzimpfung gefährlich?

Es wurde bereits gesagt, dass die Übertragung einer Infektionskrankheit durch den Grippe-Impfstoff praktisch auszuschließen ist. Die oben genannten grippeähnlichen Allgemeinreaktionen sind meist flüchtig und nach spätestens zwei Tagen abgeklungen. Auch die Lokalreaktionen halten meist nicht lange an. Selbstverständlich bestehen die allgemeinen Risiken einer Injektion in den Muskel. Es kann also zu einer Infektion, einer Blutung oder einer Nervenverletzung kommen. All dies ist glücklicherweise wenig wahrscheinlich.

Unbedeutende Allgemeinreaktionen

Selten werden als Impffolge Nervenschmerzen (Neuralgien) oder epileptische Anfälle beobachtet. Letztere sind fast immer bei entsprechend disponierten Patienten, meist Kindern, Folge von Fieberreaktionen. Glücklicherweise sind diese Anfälle fast nie gefährlich, und sie wären wahrscheinlich auch durch das Fieber bei einer möglicherweise durch die Impfung verhinderten Grippe aufgetreten (siehe auch das Kapitel «Fieberkrampf», Seite 127 ff.). Ernster ist ein selten möglicher Abfall der Blutplättchen (Thrombozyten), der zu inneren Blutungen führen kann. Ebenso bedrohlich ist eine selten auftretende allergische Reaktion gegen Impfstoffbestandteile, die bis zum Kreislaufversagen im Schock gehen kann. Aus diesem Grund dürfen auch keine Patienten mit Hühnereiweißallergie geimpft werden.

Neuralgien, epileptische Anfälle, innere Blutungen als seltene Impffolgen

Ebenso kann es selten zu Gefäßentzündungen (Vaskulitiden) kommen, die z.B. die Niere schädigen können. Umstritten ist, ob eine Grippe-Impfung einen Schub bei einem Patienten mit Multipler Sklerose auslösen oder sogar ein erstes Auftreten der Erkrankung unterstützen kann. Bei dieser Entzündungskrankheit im Gehirn und Rückenmark, die unter anderem zur Beeinträchtigung der Sehfähigkeit und Lähmungen führen kann, kommt es nicht selten bei Infekten zu einer Verschlechterung. Ich selbst habe solche Schübe bei Patienten nach Impfung gesehen. Es lässt sich im Einzelfall allerdings nicht belegen, dass

Seltene Gefäßentzündungen

Multiple Sklerose

diese Verschlechterung nicht auch ohne Impfung aufgetreten wäre. Für eine andere Entzündungskrankheit des Nervensystems ist der Zusammenhang mit der Grippe-Impfung aber erwiesen: Das Guillain-Barré-Syndrom tritt nach Grippe-Impfung einer epidemiologischen Untersuchung zufolge[41] etwa doppelt so oft auf wie ohne Impfung. Bei dieser Krankheit kommt es zu einer rasch von den Füßen nach oben aufsteigenden Lähmung. Sehr oft ist die Atmung mit beeinträchtigt und viele Patienten müssen deshalb längere Zeit künstlich beatmet werden. Das Bewusstsein wird von dieser Erkrankung nicht beeinträchtigt. Glücklicherweise bessert sich der Zustand bei den meisten Patienten, manche erreichen sogar wieder den Ausgangszustand vor der Erkrankung. Da das Guillain-Barré-Syndrom selten ist, bedeutet eine Verdoppelung des Vorkommens einen zusätzlichen Fall auf eine Million Impfungen. Allerdings habe ich selbst einen Patienten erlebt, der bald nach einer Grippe-Impfung wegen dieser Krankheit so weitgehende Lähmungen entwickelte, dass er für Monate auf einen Rollstuhl angewiesen war. Für den Betroffenen ist es immer tragisch. Sicher muss man bedenken, dass auch die «natürliche» Grippe ein Guillain-Barré-Syndrom auslösen oder eine Multiple Sklerose verschlechtern kann. Es soll nicht zynisch klingen, dass ich mich als Arzt aber wohler fühle, wenn ein Patient schicksalhaft von einer solchen Krankheit betroffen wird und dies nicht Folge einer von mir durchgeführten Maßnahme ist. Leider ist das Guillain-Barré-Syndrom die einzige Impffolgekrankheit, für die genaue Zahlen über die Häufigkeit vorliegen.

Guillain-Barré-Syndrom nach Grippe-Impfung doppelt so häufig

Insgesamt scheint die Grippe-Impfung nicht mit größeren Gefahren verbunden zu sein. Sie unterscheidet sich von anderen Impfungen allerdings dadurch, dass sie wegen des ständigen Erregerwechsels jährlich zu wiederholen ist. Welche Folgen eine solche fortgesetzte Beeinflussung des Immunsystems hat und welche Wirkungen von der Applikation von Begleitstoffen ausgehen, ist derzeit unklar, weil Langzeitstudien hierzu völlig fehlen. Dies wird immer wieder (auch in den zitierten Meta-Analysen und Kommentaren in medizinischen Fachzeitschriften) kritisiert. Es wird eingewandt, dass nachteilige gesundheitliche Auswirkungen nur durch systematische, langfristige Vergleichsstudien erkannt werden können, wie es sich z.B. bei der Hormontherapie in den Wechseljahren gezeigt hat, die jahrzehntelang als unproblematisch und zur Vorbeugung vieler Probleme nützlich

Jährliche Wiederholung nötig

galt, bis sich schließlich herausstellte, dass viele angebliche Nutzenaspekte nicht bestanden, dafür aber ein signifikantes Brustkrebsrisiko durch die Hormonbehandlung. Dies muss kein entscheidendes Argument bei einer klar indizierten Impfung im Einzelfall darstellen, kann aber skeptisch hinsichtlich einer Ausdehnung der Impfung auf große Bevölkerungsgruppen stimmen und auch Anlass sein, über Alternativen nachzudenken.

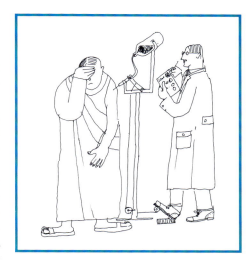

In Pandemiezeiten ist zu berücksichtigen, dass in der Regel keine Zeit für eine umfangreichere klinische Erprobung des Impfstoffes besteht, sodass hier mit einer möglicherweise erhöhten Nebenwirkungsrate gerechnet werden muss, was sich 1976 tragisch in den USA zeigte. Damals wurde ein neuer Grippevirustyp entdeckt und ebenfalls von «Schweinegrippe» gesprochen und eine neue Epidemie befürchtet. Während diese Grippe zu nur einem Todesfall führte, verursachte der offenbar unzureichend geprüfte Impfstoff mehrere hundert Guillain-Barré-Fälle (genannt wird die Zahl 500) und 25 Todesfälle.[42] Sicher hat man aus den damaligen Ereignissen gelernt, dennoch hat Bundesgesundheitsministerin Schmidt im August 2009 schon von der Anwendung eines unzureichend geprüften Impfstoffes bei Kindern abgeraten, bevor Studien abgeschlossen sind. Das erscheint insofern berechtigt, als der für Europa vorgesehene Pandemie-Impfstoff eine Verstärkerkombination enthält, die bisher noch nie in einem handelsüblichen Impfstoff eingesetzt worden ist und für die Experten annehmen, dass sie zu vermehrten Impfnebenwirkungen führen kann. Es ist bemerkenswert, dass hier in den USA vorsichtiger agiert und ein lange erprobter Verstärker der Immunreaktion eingesetzt wird. Zudem soll der europäische Impfstoff eine quecksilberhaltige Konservierungssubstanz (Thiomersal) enthalten, die ebenfalls als problematisch angesehen wird. Von der Redaktion der Fachzeitschrift «Arzneimittel-Telegramm» wird daher vom Einsatz dieses Impfstoffes abgeraten. Angesichts der bisherigen Milde des Krankheitsverlaufs und der geringen Erfahrung mit diesem Impfstoff wird diese Einschätzung von vielen Ärzten geteilt.

Unzureichend geprüfter Impfstoff

Thiomersal

Persönliche Impfentscheidung

Gründliche Information vor der Entscheidung

Jede ärztliche Maßnahme ist erst infolge einer wohlüberlegten, sich auf gründliche Information stützenden Entscheidung des Patienten zulässig. Bei einer bedrohlichen Erkrankung, die rasch gewendet werden muss, wird man hierbei weniger strenge Maßstäbe anlegen als bei einer Vorbeugungsmaßnahme, die einer künftigen, möglicherweise gar nicht auftretenden Gefahr entgegenwirken soll. Üblicherweise versucht man bei der Impfentscheidung die Risiken der Impfung in Relation zu der Krankheit, die verhindert werden soll, zu setzen. Für den ansonsten Gesunden sind zunächst beide eher gering. Bei den genannten «Risikogruppen», für die eine Grippe-Impfung empfohlen wird, scheinen zunächst die Gripperisiken zu überwiegen. Nicht be-

Nutzen und Risiken abwägen

rücksichtigt ist dabei aber der Nutzen, den das Durchstehen und Überwinden einer Grippe mit hohem Fieber haben kann. Wenn man aus Statistiken weiß, dass die Häufigkeit einzelner Krebsarten durch eine schwere Grippe halbiert wird, oder wenn man selbst erlebt hat, dass eine schwere Krebskrankheit sich durch hohes Fieber wesentlich gebessert hat, dann wird man diese zusätzlichen Aspekte bei der Beratung berücksichtigen. Das heißt natürlich nicht, dass man einen durch gerade erfolgte Chemotherapie schwer geschwächten Patienten, der durch persönliche Umstände in Grippezeiten größere Menschenansammlungen nicht vermeiden kann, nicht eventuell

Gefährdungen durch Immunschwäche oder Alter berücksichtigen

doch impfen wird. Auch die Frage der Altersindikation wird man auf diesem Hintergrund individuell zu prüfen haben. Unbestritten steigt das Gripperisiko mit dem Alter an, Gleiches gilt aber für das Krebserkrankungsrisiko. Man wird für den Einzelfall entscheiden müssen, ob man glaubt sich zutrauen zu dürfen, eine Grippe kräftemäßig durchtragen zu können, oder ob es besser ist, diese zu verhindern. In diese Überlegungen muss sicher auch die Frage eingehen, ob bei Bedarf ausreichende Pflegemöglichkeit besteht, ob es einen Arzt gibt, der sich eine Grippebehandlung bei einem alten Menschen zutraut, ob dieser auch am Wochenende zur Verfügung steht usw.

Asthma und Grippe

Beim Asthma kann eine schwere Grippe mit Lungenentzündung gefährlich werden. Eine gut behandelte Grippe kann aber auch zur Besserung des Asthmas führen. Man wird abwägen müssen, was Arzt und Patient sich zutrauen.

Angemerkt werden soll noch, dass die Impfentscheidung bei einer herannahenden Pandemie nochmals anders ausfallen kann als zu anderen Zeiten. Hier wird man neben den persönlichen Fragen auch allgemeine bedenken müssen. So kann es sein, dass Angehörige besonders gefährdeter Berufe, die gleichzeitig von besonderer Bedeutung für das Funktionieren des Gemeinwesens sind, sich in dieser Situation eher impfen lassen als sonst. Beispielsweise könnte dies für Straßenbahnfahrer, Lehrer, Pflegende, Polizisten oder Ärzte gelten. Allerdings hat sich eben auch hier immer wieder gezeigt, dass auch in der Furchtlosigkeit ein gewisser Schutz besteht. Gleichwohl ist zu bedenken, dass auf einzelne der genannten Personengruppen in Epidemiezeiten besondere Belastungen zukommen können, die selbst wieder zu einer verstärkten Anfälligkeit beitragen können.

Entscheidung bei herannahender Pandemie

Hilfreich für eine freie Entscheidung ist es, wenn man sich zunächst von Vorurteilen frei macht. Weder die Krankheit noch die Impfung sollten als Feind betrachtet werden, den es auf alle Fälle zu bekämpfen gilt. Das Durchmachen einer Krankheit kann Entwicklungshilfe sein und Schlimmerem vorbeugen, die Impfung kann aber bei geschwächter Kraft notwendig sein, um eine akute Gefährdung zu verringern.

Wer sich über jeweils aktuelle Aspekte einer möglichen Impfung informieren möchte, der kann auf zwei wichtige Internet-Adressen verwiesen werden. Das Robert-Koch-Institut publiziert offizielle Stellungnahmen unter der Adresse www.rki.de, tendenziell eher kritische, jedoch gut recherchierte Stellungnahmen finden sich unter www.individuelle-impfentscheidung.de.

Quellen für aktuelle Informationen

Was ist zu beachten, wenn man impft?

Dass bei Allergien gegen Hühnereiweiß oder andere Impfstoffbestandteile keine Grippe-Schutzimpfung erfolgen soll, wurde schon erwähnt. Des Weiteren darf der Impfling keine akute Erkrankung haben. Eine akute oder fieberhafte Erkrankung sollte mindestens zwei, besser vier Wochen zurückliegen. Da die Impfung eine «kleine Krankheit» auslöst, sollte man sich in den darauf folgenden Tagen schonen, keine großen Reisen unternehmen oder übermäßigem Stress ausgesetzt sein. Ich empfehle nach einer Grippe-Impfung eine Woche lang *Echinacea/Ar-*

Vorsicht bei Allergien gegen Hühnereiweiß!

gentum (3-mal 5 Globuli) einzunehmen, um die Auseinandersetzung des Geimpften mit dem Impfstoff zu unterstützen. Aus prinzipiellen Gründen wird aber davon abgeraten, Echinacea-haltige Arzneimittel bei Patienten mit verschiedenen Fehlfunktionen des Immunsystems (z.B. Multipler Sklerose, Leukämie, HIV-Infektion und andere) zu geben, da spekuliert wird, dass eine Anregung des Immunsystems durch Echinacea auch krankhafte Aspekte verstärken könnte. Eine gute Alternative stellen *Meteoreisen Globuli* (3-mal 5 bis 10) dar, die auch helfen können, wenn es zu leichten Allgemeinreaktionen nach der Impfung kommt.

Echinacea-haltige Arzneimittel

Chemoprophylaxe

Prinzipiell existiert für Zeiten, in denen ein großes Risiko für Influenza-A-Infektionen besteht, die Möglichkeit der Chemoprophylaxe z.B. mit Oseltamivir oder Amantadin. Diese Arzneimittel wurden bereits im Kapitel über medikamentöse Behandlungsmöglichkeiten der Schulmedizin besprochen (Seite 74 ff.). Zur Vorbeugung bei Patienten, die einer besonderen Gefährdung unterliegen, kann die Anwendung einer solchen Chemoprophylaxe im Einzelfall sinnvoll sein. Insgesamt bleibt aber das Problem der Nebenwirkungsmöglichkeiten bestehen. Die bereits erwähnte rasche Resistenzentwicklung mindert den Wert solcher Mittel deutlich. Es wurde schon erläutert (siehe Seite 78), dass zum Teil über 90% der im Umlauf befindlichen Grippeviren gegen Oseltamivir resistent sind, sodass die Einnahme wirkungslos bleibt. Je häufiger diese Medikamente vorbeugend eingesetzt werden, umso wahrscheinlicher ist das Auftreten von Resistenzen und damit die Unwirksamkeit im Erkrankungsfall. In den USA – wo die Neigung zur vorbeugenden Medikamenteneinnahme größer als bei uns ist – wurde auf das Problem der Abwasserbelastung durch Ausscheidung von Chemoprophylaktika hingewiesen, die ebenfalls die Gefahr von Resistenzentwicklungen steigern soll. Beim Ausbruch einer Grippeepidemie mit einem neuartigen Virustyp, gegen den dann möglicherweise auch nicht rasch ein Impfstoff zur Verfügung steht, kann in manchen Fällen die Chemoprophylaxe indiziert sein. Aktuell (September 2009) wirkt Oseltamivir bei den meisten «Schweinegrippe»-Infektionen und kann bei besonders gefährdeten Personen erwogen werden (siehe auch Seite 77 f.).

Wann ist die Chemoprophylaxe sinnvoll?

Nebenwirkungen und Resistenzen

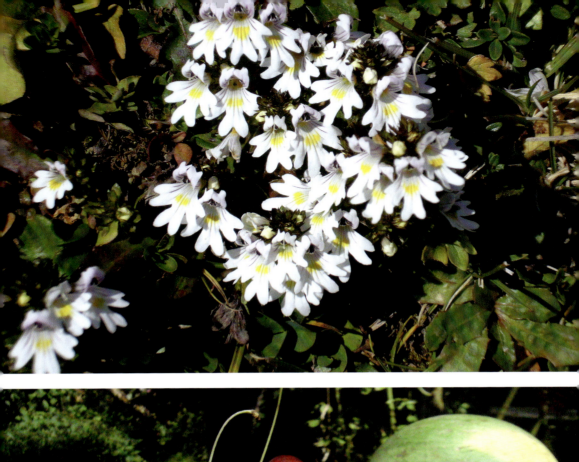
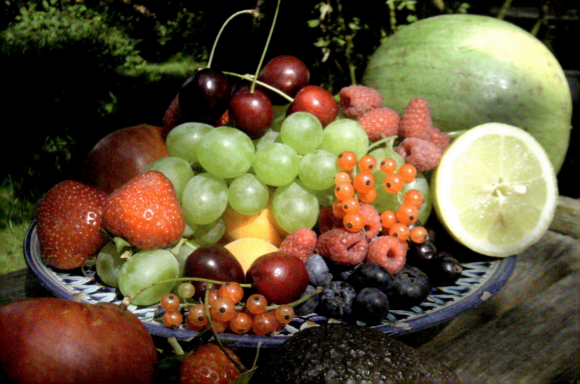

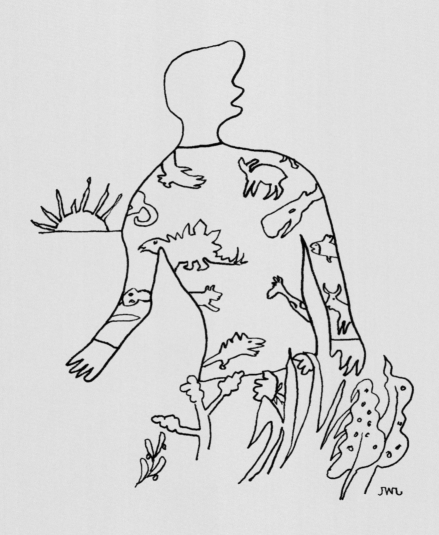

Was kann man selbst zur Vorbeugung tun?

Bei der Frage, wie man es vermeiden kann, in der Grippezeit krank zu werden, kann man zwei Aspekte unterscheiden: Wie kann ich eine Ansteckung, ohne die keine Grippeerkrankung zustande kommt, vermeiden, und (wohl noch wichtiger) was tue ich, damit ich – vielleicht trotz Ansteckung – keinen (oder doch wenig) Grund habe, krank zu werden, oder die Fähigkeit habe, die Krankheit gut zu überwinden.

Vermeiden von Ansteckung

Zunächst: Wenn viele Menschen im eigenen Umkreis grippe- oder erkältungskrank sind, husten und niesen, so lässt sich eine Ansteckung nicht sicher vermeiden. Das gilt sowohl in «gewöhnlichen» Grippezeiten im Winter wie in Epidemie- oder Pandemiezeiten. In Extremfällen kann in Letzteren aber eine staatlich durchgesetzte oder individuell durchgeführte Beschränkung von Massenkontakten vorübergehend sinnvoll sein. Im Frühjahr 2009 wurde so in Mexiko durch generelle mehrtägige Schulbefreiung, die Absage von Sportveranstaltungen, vorübergehendes Aussetzen von Gottesdienstbesuchen und vor allem das weitgehende Meiden öffentlicher Verkehrsmittel eine sich rasch ausbreitende Grippeepidemie relativ schnell begrenzt. Natürlich kann man auch aus eigenen Stücken in Zeiten großer Ansteckungsgefahr Bus- und Bahnfahrten und alle Formen von gedrängten Massenkontakten meiden. Vor allem sollte man das tun, wenn man selbst erkrankt

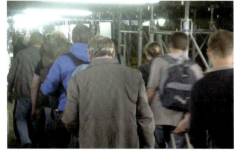

Wenn man selbst erkrankt ist, sollte man nicht unbedingt nötige Kontakte mit Gesunden – beispielsweise bei Bus- und Bahnfahrten, beim Schul- bzw. Arbeitsbesuch – meiden.

Verantwortung des Kranken

ist. Es lässt sich nämlich sehr viel leichter vermeiden, dass man selbst jemanden ansteckt, als dass man angesteckt wird. Auch wegen ihrer Verantwortung anderen gegenüber sollten Kranke daher Schul- und Arbeitsbesuch meiden.

Ansteckungsfähigkeit

Die Ansteckungsfähigkeit ist zu Beginn der Erkrankung am größten und nimmt nach wenigen Tagen deutlich ab. Im Wesentlichen ist sie an Entzündungserscheinungen im Schleimhautbereich gebunden, sie kann allerdings dem Ausbruch der Krankheitssymptome um ein bis zwei Tage vorausgehen. In allen Fällen der Ansteckungsvermeidung gilt es, Augenmaß zu bewahren und sich zu vergegenwärtigen, dass Angst die Neigung sich anzustecken erheblich erhöht.

Es ist selbstverständlich, dass man beim Husten und Niesen die Hand oder besser ein Taschentuch vor Mund und Nase hält.

Infektionen «von Hand zu Hand»

Es wird empfohlen, Einmaltaschentücher zu verwenden und diese tatsächlich nach einmaligem Gebrauch fortzuwerfen. Allerdings muss man beachten, dass Infektionen wahrscheinlich häufiger von Hand zu Hand getragen werden als durch Tröpfcheninfektion aus der Luft erfolgen. In gewissem Umfang kann dies verhindert werden, wenn man nicht in die Hand, sondern in die vorgehaltene Ellenbeuge hustet. Auch die mögliche Infektionsgefahr durch Abstreifen infektiöser Flüssigkeitströpfchen an Türklinken wird dadurch verhindert. Allerdings sind – wie schon erwähnt – die meisten Viren gegen Austrocknung empfindlich, und so halten sie sich an Flächen (z.B. Klinken) nur über einige Stunden in infektiösem Zustand. Eingebettet in Schleim erhalten sie (auch bei Austrocknung) ihre Infektiosität wesentlich län-

Voraussetzung für Ansteckung

ger. In all diesen Fällen ist jedoch Voraussetzung für die Ansteckung, dass der (noch) Gesunde mit seinen kontaminierten Händen das eigene Gesicht, Mund, Nase oder Nahrungsmittel berührt. Selbstdisziplin in dieser Hinsicht und regelmäßiges Händewaschen mit Seife (die Anwendung eines speziellen Desinfektionsmittels, das auf Dauer die Haut unnötig belastet, ist dagegen im Allgemeinen nicht sinnvoll und sollte in der Regel nur dann erfolgen, wenn Wasser und Seife nicht zur Verfügung stehen) schränken daher sowohl die Gefahr, jemanden anzustecken, wie angesteckt zu werden, erheblich ein. Dann kann man – von Sondersituationen abgesehen – auf die häufig empfohlene und (in unseren Breiten) sozial fragwürdige Praxis, z.B. die Begrüßung durch Handschlag zu vermeiden, verzichten.[43] Dagegen erscheint es sinnvoll, nahe Kontakte wie Umarmungen zur Begrüßung zu beschränken. Ebenso selbstverständlich sollte es sein, dass ein Kranker Einladungen und andere Gelegenheiten engen Kontaktes in der Zeit seiner besonderen Ansteckungsfähigkeit meidet. Erstaunlich häufig berichten mir Patienten, sie wüssten, durch wen sie angesteckt worden seien, da ein fürchterlich niesender Bekannter sich nicht davon abhalten ließ, sie zu umarmen oder zu einem Kaffeeklatsch auf engem Raum zu kommen. Solche für alle Beteiligten unangenehmen Situationen sollten sich vermeiden lassen.

Das Tragen eines Mundschutzes ist zwar beeindruckend, jedoch nur sehr selten sinnvoll, um eine eigene Ansteckung zu verhindern. Ausnahmen können bei Menschen mit (z.B. durch Chemotherapie) geschwächtem Immunsystem bestehen. Einen gewissen Schutz der Umgebung stellt es dagegen dar, wenn ein Kranker, der öffentliche Kontakte (z.B. auf dem Weg zum Arzt) nicht vermeiden kann, einen Mundschutz trägt, um Umstehende weniger zu gefährden. Problematisch ist diesbezüglich vor allem das Wartezimmer des Arztes. Immer sollte sich daher ein Patient, der glaubt, ansteckend sein zu können, bei seinem Arzt telefonisch anmelden, damit geklärt werden kann, ob er nicht zu Zeiten die Praxis besuchen kann, in denen keine anderen (oder wenigstens keine besonders gefährdeten) Patienten im Wartezimmer sitzen, oder ob er einen separaten Warteraum benutzen kann.

Ab und zu wird die Frage gestellt, ob möglicherweise mit Viren kontaminierte

Maßnahmen, um das Ansteckungsrisiko zu vermindern

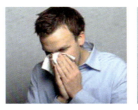
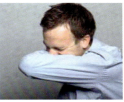

Es wird empfohlen, Einmaltaschentücher zu verwenden und diese nach einmaligem Gebrauch wegzuwerfen.

Da Infektionen oft «von Hand zu Hand» übertragen werden, ist es sinnvoll, in die vorgehaltene Ellenbeuge zu niesen oder zu husten.

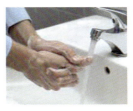
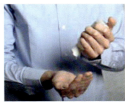

Mit den Händen weder das eigene Gesicht noch Nase, Mund oder Nahrungsmittel zu berühren und sich regelmäßig mit Wasser und Seife die Hände zu waschen schränkt die Ansteckungsgefahr deutlich ein.

Desinfektionsmittel belasten die Haut auf Dauer unnötig und sollten deshalb normalerweise nur angewendet werden, wenn Wasser und Seife nicht zur Verfügung stehen.

Kleidung und Geschirr besonders behandelt werden müssen. Auch hier gilt, dass heißes Wasser und Seife bzw. Waschmittel ausreichenden Schutz bieten. Wer auch Sicherheit vor möglicherweise begleitend beteiligten Bakterien haben möchte, sollte den 60°C-Waschgang und eine Spülmaschine verwenden, in der höhere Temperaturen zur Anwendung kommen als bei der Handwäsche.

Was kann ich tun, um so kräftig zu sein, dass ich nicht krank werde?

Förderung der Gesundheit

In den vorausgegangenen Kapiteln ist deutlich geworden, dass es kein sinnvolles Ziel ist, um jeden Preis «gesund» zu bleiben. Manchmal ist es «gesünder», ab und an eine fieberhafte Erkrankung durchzumachen und damit womöglich unter anderem das eigene Krebsrisiko zu senken, als jahrzehntelang scheinbar «gesund» zu sein und schließlich dann schwer und anhaltend zu erkranken. Trotzdem gibt es Maßnahmen, welche die Gesundheit insgesamt fördern und damit auch die Wahrscheinlichkeit einer Erkältungskrankheit oder Grippe reduzieren.

Angst abbauen

Ein erster wichtiger Punkt kann es schon sein, die Angst abzubauen. Fast alle grippalen Erkrankungen und auch eine echte Grippe verlaufen günstig. Es gibt sinnvolle Behandlungsmöglichkeiten, von denen viele oben dargestellt wurden. Es ist richtig, gegebenenfalls den Verlauf zu beobachten und bei sich anbahnenden Komplikationen fachkundigen Rat einzuholen, der zu hilfreichen weiteren Maßnahmen führt. Wenn man auf seine eigene Lebenserfahrung achtet, wird man oft feststellen, dass auch unangenehme Lebensereignisse rückblickend als letztlich sinnvoll erkannt werden können. Ein Vertrauen darauf, dass unser Schicksal nicht zufällig ist und es letztlich gut mit uns meint, ist eine wesentliche Entlastung und trägt dazu bei, Ängste zu reduzieren, die selbst Grundlage für Krankheit werden können.

Rhythmus und Ausgleich

Einseitige Anspannungen können krank machen

Dauerhaft wirksame einseitige Anspannungen können krankheitsgefährdet machen. Ein Herauslösen aus dem Alltag kann dann sogar positive Lebenswenden unterstützen, indem die Ruhe geschaffen wird, sich Überblick über das wirklich Notwendige zu verschaffen. Dies auch ohne Krankheit immer wieder einmal zu tun kann der Gesundheit dienen. Meistens ist es nicht das Gesamtmaß dessen, was zu tun ist, was einen auslaugt, sondern der Mangel an Ausgleich. Oft wurde erkannt, dass ein richtiger Rhythmus dazu beitragen kann, das Notwendige zu leisten. Das gilt für körperliche Anstrengung (wo sich deshalb z.B. rhythmusbetonte Arbeitslieder ausgeprägt haben, wie auch beim Nageln, Bildhauen, Ziehen schwerer Lasten etc. rhythmischer Einsatz als entscheidend gilt) ebenso wie für alle anderen Formen von Einsatz. Immer wieder einmal die Tätigkeit kurzzeitig zu unterbrechen und auf eine individuell geeignete Weise auszuspannen oder eine andere (und möglichst polare) Art von Einsatz zu bringen kann helfen. Eine für viele Menschen hilfreiche Form ist die Meditation, durch die man zu sich kommen und Verbindung zu einer Kraftquelle finden kann. Es gibt dazu vielfältige Anleitungen. Eine von mir besonders geschätzte ist das Buch von Rudolf Steiner: «Wie erlangt man Erkenntnisse der höheren Welten?».[44] Vor allem seine hierin geschilderten sogenannten «Nebenübungen» lassen sich ohne Vorkenntnisse und Voraussetzungen für viele Menschen mit geringem Aufwand in den Alltag integrieren. Vielfältige Beispiele für fruchtbare Pausengestaltungen enthält auch das von Rudi Seitz verfasste Büchlein «Schöpferische Pausen».[45] Christlich-spirituelle Aspekte werden in dem schönen Buch «Die geistige Waffenrüstung» von Günther Dellbrügger dargestellt.[46]

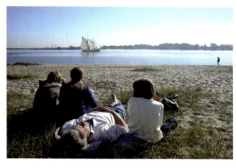

Dauerhaft wirksame einseitige Anspannungen können die Anfälligkeit für Krankheiten erhöhen. Deshalb ist es wichtig, sich immer mal wieder ganz aus dem Alltag zu lösen und einen Ausgleich zu suchen.

Meditation

Fruchtbare Pausengestaltung

Ganz unmittelbar Einfluss auf Lebensvorgänge hat eine rhythmische oder unrhythmische Lebensweise in Hinblick auf Ernährung, Schlaf und Bewegung. Alle drei Gebiete haben auch Einfluss auf unsere Fähigkeit, Ansteckungen zu überwinden.

Essen, Nahrung und Vitaminzufuhr

Viele Menschen verzichten heute auf eine Mittagsmahlzeit oder essen nur nebenbei etwas «zwischendurch». Entgegen der naiven Vermutung trägt das zur allgemeinen Tendenz zum Übergewicht bei, es unterstützt aber auch das Grundgefühl, gehetzt zu sein, stört die Regelmäßigkeit des Verdauungsrhythmus und kann zur Infektanfälligkeit beitragen. Ein bewusster Umgang mit dem Gebiet von Ernährung und Verdauung ist schon insofern sinnvoll, als unser Darm, in dessen Wand spezielle Strukturen des Immunsystems liegen, unser größtes immunologisches Organ darstellt. Regelmäßige Mahlzeiten sind zu seiner Gesunderhaltung ebenso wichtig wie genügend Zeit dafür. Nicht zuletzt kann auch nur so mit ausreichender Gründlichkeit gekaut werden. Alle Verdauungsstörungen gehen mit falschen Bewegungsvorgängen des Magen-Darm-Traktes einher oder haben sogar in ihnen ihre wesentliche Ursache. Der einzige Moment, in dem wir selbst direkten Einfluss auf eine Verdauungsbewegung haben, ist der des Kauens. Ob dies hastig oder gelassen, gründlich oder oberflächlich erfolgt, bestimmt unser anschließendes Befinden. Das ist ein wesentlicher Grund, weshalb viele Menschen sich nach einem kurzen Besuch in der Kantine oder gar einem Snack, während dessen man weiterarbeitet, schlechter als vor dem Essen fühlen. Auch die Stimmung, während man mit anderen zusammen isst, bestimmt darüber, wie es einem danach geht. Manchen gilt es als antiquiert oder zumindest als ungewohnt, dennoch kann ein Tischgebet wichtig sein und sogar der Gesundheit dienen. Eine Stimmung von Dankbarkeit gehört zu den gesundheitsförderndsten Seelenregungen. Wem es fremd ist, sich dabei an eine «höhere» spirituelle Instanz zu wenden, der kann auch Dankbarkeit für die Speise entwickeln, wenn er sich verdeutlicht, wie viele Menschen zu dem beigetragen haben, was nun auf seinem Teller liegt, dass aber dennoch keine Pflanze und kein Tier vom Menschen allein geschaffen werden kann, sondern noch viele weitere Kräfte wirken mussten, damit entstehen konnte, was er nun genießen kann. Genuss schließlich ist im Übrigen der Gesundheit förderlich und er lässt sich steigern, wenn man möglichst fein wahrzunehmen versucht, was das Besondere des jeweiligen Mahles ausmacht.

Natürlich hat es auch einen Einfluss, was man isst. Eine warme Mahlzeit am Tag sollte es zumindest sein. Gewürze können die Verdaulichkeit fördern und z.B. wärmend wirken, was Erkältungen durchaus entgegenwirken kann. Es ist kein Zufall, dass wärmende Pflanzen wie Ingwer, Thymian, Paprika usw. sowohl Gewürz als auch Heilmittel sind. Je lebendiger eine Pflanze ist, desto mehr kann sie uns kräftigen. Es macht dabei einen Unterschied, ob sie aus einem Gewächshaus stammt, wo sie auf einem Substrat aus Glaswolle von Mineraldünger lebte, oder z.B. aus biologisch-dynamischer Landwirtschaft, die über die Prinzipien des ökologischen Landbaues hinaus versucht, die Pflanzen gezielt mit gestaltenden kosmischen Kräften zu verbinden. Auch gibt es Hinweise darauf, dass sich Pflanzen, die als «Hybriden» in ihrer Vermehrungsfähigkeit beeinträchtigt sind, nachteilig auswirken können, während durch weniger manipulative Züchtungsverfahren entstandene «samenfeste» Sorten günstiger sein können.

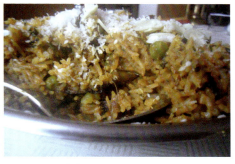

Wärme spielt bei der Ernährung eine Rolle, in Form von warmen Mahlzeiten, aber auch durch «wärmende» Gewürze.

Sicher ist eine ausreichende Vitaminversorgung gerade in der infektgefährdeten Zeit von Bedeutung. Interessanterweise hat sich aber in einer Reihe von großen Studien gezeigt, dass die Zufuhr großer Mengen synthetischer Vitamine die Gesundheit sogar untergraben kann (so stellte sich z.B. heraus, dass Raucher bei Zufuhr von hohen Dosen synthetischer Carotine vermehrt Lungenkrebs bekamen, obwohl ein hoher Gehalt dieser Stoffe in ihrem Blut aus natürlichen Quellen in Vorstudien mit einer geringen Krebsanfälligkeit verbunden war. Auch gibt es eine Reihe von Studienergebnissen, die darauf hindeuten, dass die regelmäßige Zufuhr großer Mengen synthetischer Vitamine mit einer verringerten Lebenserwartung verbunden sein kann). Eine gute Vitaminversorgung aus der Ernährung ist daher im Normalfall wohl am besten.

Die Annahme, dass synthetische Multivitaminpräparate bei Menschen, die sich normal ernähren, Infekten vorbeugen können, konnte in mehreren Studien nicht belegt werden. Eine kanadische Studie, die auf einen sehr deutlichen Nutzen eines solchen Präparates hindeutete und zu großem internationalem Aufsehen geführt hatte, wird zwischenzeitlich wegen gravierender Widersprüchlichkeiten, die der Hauptautor nicht aufklären konnte, als mutmaßliche Fälschung angesehen. Insgesamt kann derzeit im Regelfall die Einnahme solcher Mittel zur Verringerung der Infektanfälligkeit also nicht empfohlen werden.

Synthetische Multivitaminpräparate

Eine Ausnahme kann z.B. bei Älteren bestehen, die als immobile Heimbewohner zu wenig Sonne bekommen und dadurch an Vitamin-D-Mangel leiden können, woraus eine Infektanfälligkeit resultiert, die durch pharmazeutischen Ausgleich (von etwa 500 IE Vitamin D täglich) gemildert werden kann. Auch bei Kau- und Schluckstörungen kann ein Ausgleich durch Vitaminpräparate sinnvoll sein.

Zinkmangel   Verbreitet ist auch ein Zinkmangel. Er ist im Alpen- und Voralpenland im Süden Deutschlands häufiger als im Norden, da ein geringerer Zinkgehalt in der Nahrung auf Böden entsteht, über denen während der Eiszeiten Gletscher lagen, nach deren Abschmelzen das Zink aus dem Boden ausgewaschen und ins Meer gespült wurde. Fisch und Meeresfrüchte sind daher auch reich an Zink und eine gute Quelle für dieses Spurenelement, das für die Funktion mehrerer hundert Enzyme erforderlich ist. Besonders wichtig ist Zink für ein gutes Funktionieren des Immunsystems, und bei der verbreiteten Mangelsituation wurde gezeigt, dass zusätzliche Zinkzufuhr (etwa 10 mg pro Tag) Infekte seltener werden lässt. Die individuelle Zinkversorgung kann durch eine preisgünstige Laboruntersuchung geklärt werden. Wenn zinkreiche Nahrungsmittel (zu denen auch Weizenkeime, Nüsse und weiße Bohnen gehören) nicht in großem Maß gegessen werden, kann eine zusätzliche Zufuhr auch ohne laborchemischen Nachweis des Mangels sinnvoll sein. Besonders gut wird Zink aufgenommen, das mit dem Eiweißbestandteil Histidin einen Komplex bildet. Entsprechende Präparate gibt es in Apotheken und Drogerien. Übrigens sind auch Präparate erhältlich (z.B. *Infectogripp®-Rachenspray*), die Zink unmittelbar im Schleimhautbereich deponieren und bei frühzeitigem Einsatz die Dauer eines Atemwegsinfektes abkürzen können.

Vitamin C   Für seine Bedeutung zur Infektionsvorbeugung bekannt ist Vitamin C. Besonders propagiert wurde es in dieser Hinsicht von dem zweifachen Nobelpreisträger Linus Pauling in seinem Buch «Vitamin C and the common cold».[47] Er schlägt hier Tagesdosen von über 1.000 mg vor, während die Deutsche Gesellschaft für Ernährung 75 mg für ausreichend hält. Aus den oben angeführten Gründen bin ich – zumindest einer routinemäßigen – Gabe von solchen Megadosen von Vitaminen gegenüber skeptisch. Unter anderem können sehr große Vitamin-C-Gaben zu Nierensteinen beitragen, es scheint sich der Körper aber auch daran zu gewöhnen. Es wurde berichtet, dass Menschen, die gewohnheitsmäßig Vitamin C im Grammbereich einnahmen, nach der Rückkehr zu üblichen Tagesmengen plötzlich Symptome eines Skorbuts bekamen, also einer schweren Vitamin-C-Mangelerkrankung unter anderem mit Hautblutungen und Zahnfleischentzündungen, wie sie in vergangenen Jahrhunderten bei schlechter Lebensmittelversorgung in der Hochseesegelschifffahrt häufig waren, aber heute praktisch nirgendwo mehr auftreten. Ich werte dies als Zeichen dafür, dass eine solche Hochdosisgabe nicht auf Dauer angemessen ist. Vielmehr halte ich auch hier eine Optimierung der Versorgung aus der Nahrung für sinnvoller. Viel Vitamin C ist nicht nur in Zitrusfrüchten enthalten (die nicht von allen Menschen vertragen werden), sondern z.B. auch in Brokkoli, Petersilie oder Sauerkraut. Letzteres ist (in roher Form) besonders zu empfehlen, weil die in ihm enthaltenen Milchsäurebakterien unsere Darmflora stabilisieren und eine milde Anregung unseres Immunsystems darstellen. Auch für nicht infektiöse Atemwegserkrankungen wie Asthma bronchiale hat sich eine vorbeugende Wirkung milchsauer vergorener Gemüse gezeigt. Qualitativ hochwertige Vitamin-C-Quellen stellen auch Hagebutten und Sanddorn dar. Entsprechende Elixiere (z.B. von Weleda) können eine wertvolle Nahrungsergänzung bilden.

Schließlich halte ich – unabhängig von speziellen Vitamingehalten – eine regelmäßige Zufuhr hochwertiger Gemüse für vorbeugend. Eine besonders intensiv wirksame Form kann – neben der grundsätzlich zu bevorzugenden Ernährung mit «vollständigem» Gemüse – die Anwendung als frisch gepresster Saft sein. Vor allem bei starker Beanspruchung im Nerven- und Sinnesbereich können Wurzelgemüse hilfreich

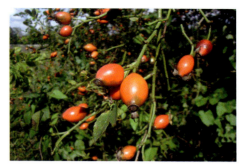

Eine natürliche, qualitativ hochwertige Vitamin-C-Quelle sind Hagebutten.

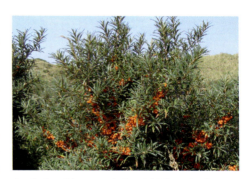

Auch Sanddorn enthält viel Vitamin C.

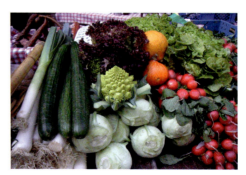

Eine regelmäßige Zufuhr hochwertiger Gemüse kann vorbeugend wirken.

sein. Hier kommt z.B. frisch gepresster Saft aus Karotten und Roten Rüben in Betracht, der mit frisch gepresstem Apfelsaft verfeinert werden kann. Übrigens ist für Saft aus Roten Rüben ein deutlich blutdrucksenkender Effekt belegt (und für solchen aus Karotten wird er angenommen). Auch erhöhter Blutdruck ist oft eine Folge einseitiger Überlastung im Nerven-Sinnes-Bereich.

Wurzelgemüse und Südfrüchte

Von Rudolf Steiner, dem Mitbegründer der Anthroposophischen Medizin, wurde empfohlen, Wurzelgemüse bevorzugt hellhaarigen, Südfrüchte (z.B. Zitrusfrüchte) dunkelhaarigen Menschen zu geben. Mir scheint sich dieser Hinweis, der eine Individualisierung der allgemeinen Ernährungsratschläge ermöglicht, in der Praxis zu bewähren. Eine schöne Darstellung zu dem genannten Differenzierungsgesichtspunkt findet sich in dem lesenswerten Buch «Anthroposophische Medizin» von Friedwart Husemann.[48]

Schlaf

Auch ausreichender und regelmäßiger Schlaf hat Einfluss auf die allgemeine Gesundheit. Allerdings ist dazu keine allzu lange Schlafdauer erforderlich. In großen Statistiken hat sich eine Schlafdauer von 6 ½ Stunden als optimal ergeben. Auch hier kommt es wohl mehr auf den Rhythmus an, denn regelmäßige Nachtschichten, aber auch ein stetiger Wechsel der Schlafzeitpunkte haben sich als ungünstig erwiesen.

Auf den Rhythmus kommt es an

Auch die Immunfunktionen können darunter leiden und die Infektanfälligkeit dadurch steigern. Einer der Gründe hierfür besteht darin, dass alle unsere Lebensfunktionen rhythmisch geordnet sind und durch den Tag hindurch eine Tendenz zur Entkoppelung, zum Unrhythmischwerden entwickeln. Der Schlaf führt immer wieder neu eine rhythmische Ordnung herbei, und er ist auch selbst rhythmisch geordnet (so unterliegen zum Beispiel Traum- und Tiefschlafphasen einer gestaltartigen Ordnung). Besonders gut ist die rhythmische Ordnung unseres Hormonsystems, aber auch des Stoffwechsels erforscht. So beginnt z.B. die Nebenniere gegen drei Uhr mit einer zunehmenden Produktion des Hormons Cortisol, das unter anderem die Aufgabe hat, die Zuckerbereitstellung zu unterstützen, die für unsere bewussten Seelenvorgänge und die Entfaltung unserer Ich-Impulse erforderlich ist. Aber auch die Überwindung von Infektionsvorgängen ist an eine gesunde Nebennie-

Cortisol

renfunktion gebunden. Cortisol wird als «Stresshormon» bezeichnet, da es auch in Belastungszeiten ansteigt (das tut es beim an sich Gesunden auch während einer Infektion). Es ist aber weniger Ausdruck von Stress als ein körperlicher Aspekt, der Begegnung mit und schließlich Überwindung von Belastung ermöglicht. Mit dem frühmorgendlichen Anstieg von Cortisol geht eine Umstellung der Leberfunktion parallel, die in der ersten Nachthälfte für Aufbau sorgte (und dabei sogar schwerer wurde) und ebenfalls etwa ab drei Uhr den mit dem Tagbewusstsein verbundenen Abbau und die Begegnung mit der Außenwelt (auch in Form von Nahrung) vorbereitet, indem jetzt die Gallebildung einsetzt. Abbau ist aber nur dann gesund, wenn vorher genügend Aufbau stattfinden konnte, sodass der Schlaf vor drei Uhr nicht zu knapp werden darf. Als Faustregel kann man angeben, dass es aus einer Reihe von Gründen sinnvoll ist, wenn man um Mitternacht bereits schläft. *Abbau- und Aufbauprozesse*

Ein weiterer Grund hierfür bezieht sich mehr auf die Seele als auf den Körper. In der Nacht findet ein «Überprüfen» und Ordnen desjenigen statt, was man am Tag erlebt und getan hat. Die Träume sind davon nur das oberflächlichste Zeichen. Bedeutsamer ist mehr, was in den nicht bewusst erinnerten Tiefschlafphasen stattfindet, die gerade zu Schlafbeginn vor Mitternacht am tiefsten sind und am längsten dauern, während zum Erwachen hin der Schlaf oberflächlicher wird und die Träume zunehmen (weshalb man sich in der Regel auch gut an Träume vor dem Erwachen erinnert). Diese Tatsachen werden auch von der naturwissenschaftlichen Schlafforschung zunehmend beschrieben. In der Anthroposophie wurde von Rudolf Steiner im ersten Viertel des 20. Jahrhunderts dargestellt, dass der Mensch in der tiefsten Phase des – auch nicht bewusst erinnerten – Schlafes um Mitternacht eine Begegnung mit seinem Engel hat, mit dem zusammen er auf einer gleichsam objektiveren Ebene als im Tagesbewusstsein ansieht, was er am Tag erlebt hat, und daraus Impulse für sein künftiges Handeln empfängt. *Seelische Aspekte*

Weitere Gesichtspunkte der «rhythmisierenden» Wirkung des Schlafes sollen wenigstens erwähnt werden: Einen Aspekt der Gehirntätigkeit kann man durch Ableitung der Hirnstromkurven, des «EEGs», beobachten. Tagsüber verlaufen diese Kurven in recht schnellen Wellen, die in Abhängigkeit vom Maß der Sinneseindrücke auch zunehmend unregelmäßiger werden. Für den Schlaf ist dagegen eine Verlangsamung und Vertiefung dieser Wellen charakteristisch. *Verlauf der Hirnstromkurven*

Schlafmittel

Ein großer Teil der «Schlafmittel» (vor allem solche aus der Gruppe der sogenannten Benzodiazepine) führt übrigens zu einer Störung der Schlafrhythmik, sie hemmen auch die beschriebene Vertiefung und Verlangsamung der elektrischen Hirnaktivität und führen im Gegenteil zur Beschleunigung. Darüber hinaus gehen sie mit einer beträchtlichen Suchtgefährdung einher. Sie können daher keine dauerhafte Lösung von Schlafproblemen sein. Unten wird dargestellt, dass richtige Bewegung und gegebenenfalls Heileurythmie gesunden Schlaf fördern. Einfache pflanzliche Mittel wie z.B. Trinken von mit Honig gesüßtem Melissentee oder Hopfenzubereitungen können helfen, ebenso Einreibungen mit Lavendelöl. Auch hilft es manchmal, auf die richtige Wärme im Schlaf zu achten, indem Wollsocken angezogen, ein wärmendes Fell unter den Schlafenden gelegt oder im Gegenteil eine kühlere Decke gewählt wird. Bei anhaltenden Schlafproblemen ist ärztlicher Rat erforderlich. Auch in der Anthroposophischen Medizin und der Homöopathie gibt es Arzneimittel, die den Schlaf verbessern. Manche tun dies, indem sie z.B. eine gestörte Funktion der Leber oder von Hormondrüsen normalisieren. Dies setzt dann eine genaue Erkenntnis des individuellen Problems voraus und erfordert fachkundige Beratung. Allgemein haben sich hier Arzneien bewährt, die Passionsblume (Passiflora) enthalten (z.B. *Passiflora comp., Passiflora Nerventonikum* Wala oder *Avena comp.*).

Pflanzliche Mittel

Am deutlichsten ist rhythmisches Geschehen in unserer Brust in Herzschlag und Atemrhythmus beheimatet. Beim Gesunden und erholten Menschen stehen diese im harmonischen Verhältnis von 1:4 zueinander. Alle Anspannung, aller Abbau führt aber zu einer Abweichung von diesem «Idealrhythmus». Erreicht wird er – wie umfangreiche Untersuchungen gezeigt haben – tatsächlich erst im tiefen Schlaf kurz vor drei Uhr, wenn die Erholungsvorgänge sich also schon maximal entfaltet haben und die erneute Wachheit gerade noch nicht einmal vorbereitet wird.

Am Ende des Kapitels über die Faktoren, die uns anfällig gegenüber einer Grippe machen, wurde erwähnt, dass erst eine individuelle Störung dessen, was Rudolf Steiner «Kopf-Brust-

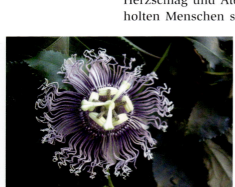

Die Passionsblume (Passiflora)

Rhythmus» nannte, uns für kosmische Faktoren, welche mit einer Grippegefährdung einhergehen, empfindlich machen kann (siehe Seite 44). Man kann nach den vorausgegangenen Betrachtungen den Eindruck gewinnen, dass ein richtiger Schlaf den Kopf-Brust-Rhythmus stabilisieren kann.

Kurz sei noch auf krankheitsbedingte Störungen des Schlafes eingegangen, die gegebenenfalls ärztlich behandelt werden müssen: Menschen, die morgens unerholt erwachen und womöglich von ihrem Bettpartner wegen lauten Schnarchens gescholten oder auf Atempausen im Schlaf aufmerksam gemacht werden, sollten genauer untersucht werden. Die Schlafqualität kann durch ein «Schlafapnoe-Syndrom» erheblich leiden, was vielfältige gesundheitliche Nachteile hat und auch die Infektabwehr beeinträchtigen kann. Nicht zuletzt kann die gesunde rhythmische Ordnung des Schlafes dadurch völlig durcheinander kommen, was meines Erachtens der entscheidende Grund für die mangelnde Erholung am Morgen ist. Manchmal helfen dann schon einfache Maßnahmen wie Gewichtsabnahme, Nasensalben, spezielle Pflaster, welche die Nasenatmung erleichtern, gelegentlich sind aber auch aufwendigere Verfahren nötig, um eine ausreichende Schlafqualität zu gewährleisten. Übrigens kann im Einzelfall auch die unten erwähnte Heileurythmie ein Schlafapnoe-Syndrom bessern. Auch eine (latente) Depression kann Ursache gestörten Schlafes sein und zusätzlich zur Infektanfälligkeit beitragen.

«Schlafapnoe-Syndrom»

Bewegung und Heileurythmie

Im Durchschnitt bewegen wir uns weniger, als uns guttun würde, aber auch ein übertriebenes Zuviel kann uns anfälliger machen. So wurde mir einmal ein Patient überwiesen, dessen Immunsystem so schwer angeschlagen war, dass es dem eines Kranken mit fortgeschrittener AIDS-Erkrankung glich. Glücklicherweise bestand eine solche nicht, aber nach längeren Untersuchungen stellte sich als einzige wahrscheinliche Ursache heraus, dass der Patient täglich vier Stunden Marathon-Lauf trainierte. Nach einer Halbierung der Trainingszeit normalisierten sich seine Immunparameter.

Auch zu viel Bewegung kann schaden

Weitaus häufiger ist aber problematische Bewegungsarmut. Zumindest eine halbe Stunde zügigen Gehens am Tag sollte man schon errei-

Bewegungsarmut

Was kann man selbst zur Vorbeugung tun?

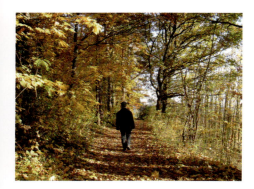

Das richtige Maß an Bewegung kann gleich mehreren Erkrankungen vorbeugen. Zumindest eine halbe Stunde am Tag sollte man mit zügigem Gehen verbringen.

chen, um anhaltend gesund zu bleiben. Gerade auch der Schlaf ist in seiner Qualität an ausreichende und richtige Bewegung am Tag gebunden. Einerseits lässt sich mehr Bewegung in den Alltag integrieren, als wir oft vermuten, indem wir Rolltreppen und Aufzüge meiden, andererseits tut es vielleicht in mehrerer Hinsicht gut, wenn wir abends noch einen Spaziergang unternehmen oder mit unseren Kindern Ball spielen.

Eine besondere Form der Bewegung stellt die «Heileurythmie» dar. Auch sie gehört zur Anthroposophischen Medizin. Es werden dabei eher ruhige Bewegungen ausgeführt, die manchen an Tai Chi, Qui Gong oder andere asiatische Bewegungsübungen erinnern. Im Gegensatz zu Letzteren ist die Heileurythmie aber aus mitteleuropäischen Quellen hervorgegangen. Die einzelnen Übungen wirken auf die inneren Organe zurück und können so z.B. Krankheiten der Verdauungsorgane (von denen oben bereits beschrieben wurde, dass sie mit Bewegungsstörungen zusammenhängen), der Bewegungsorgane oder Kopfschmerzen bessern, auch der Schlaf kann durch Heileurythmie gefördert werden. Eine Reihe von Übungen kann auch Atemwegserkrankungen vorbeugen und allgemeine Einseitigkeiten ausgleichen. Besonders geeignet sind die sogenannten «seelischen Übungen», die schon in ihren Bezeichnungen («Sympathie-Antipathie», «Ja-Nein» usw.) eine polare Struktur andeuten.

Heileurythmie stellt eine wirksame Vorbeugung in Grippezeiten dar

Meines Erachtens kann gerade durch sie eine sehr wirksame Vorbeugung in Grippezeiten geleistet werden. Ein wenig verständlicher mag dies dadurch werden, dass gerade unsere Atmung aus polaren Impulsen gebildet wird. Einatmung und Ausatmung stehen sich polar gegenüber, und bei einiger Aufmerksamkeit bemerken wir, dass dies auch in seelischer Hinsicht gilt (was z.B. Goethe erkannt hat und in seinem Gedicht «Im Atemholen sind zweierlei Gnaden» ausdrückt, in welchem er von den Polaritäten Bedrängung und Erfrischung, Gepresst-Werden und Entlassen-Werden spricht). Gesundheit ist an ein harmonisches Verhältnis von beidem gebunden. Besonders spezifisch zur Grippevorbeugung scheinen mir die Übungen «Liebe-E», «A-Verehrung», «Hoffnung-U» und «rhythmisches R» zu sein. Sie erwärmen den Brustraum und die mit ihm zusammenhängenden Funktionssysteme und haben eine ordnende Wirkung, zudem rufen sie Seelenstimmungen hervor, die einen stärken können, um Gefährdungen widerstehen zu können.

Heileurythmie wird von Fachleuten gelehrt, die eine mehrjährige Ausbildung durchlaufen haben, an deren Ende ein Diplom steht. Seit Kurzem gibt es sogar einen Master-Studiengang für Heileurythmie an einer Hochschule.

Heileurythmie findet bei individuellen Erkrankungen oft als Einzelbehandlung statt (die auch von einer Reihe – auch gesetzlicher – Krankenkassen übernommen oder bezuschusst wird. Das gilt umso mehr, als sich in einer großen Studie («AMOS») gezeigt hat, dass Heileurythmie und andere (vor allem künstlerische) Therapieverfahren der Anthroposophischen Medizin bei chronischen Erkrankungen zu einer – auch nach relativ kurz dauernder Anwendung – über Jahre anhaltenden Besserung führen können).[49] Zur Vorbeugung von Krankheiten – auch der Grippe – können aber auch Sitzungen in Kleingruppen sinnvoll und kostengünstiger sein. Ziel ist es, eine Reihe von Übungen zu erlernen, die man dann täglich selbstständig fortführen kann. Adressen örtlicher Heileurythmistinnen und Heileurythmisten kann man über die im Anhang des Buches genannten Institutionen (Berufsverband Heileurythmie, Gesellschaft Anthroposophischer Ärzte, gesundheit aktiv – anthroposophische heilkunst) erfahren.

Übungen in Kleingruppen erlernen und selbstständig fortführen

Medikamentöse Vorbeugung

Im Kapitel über Virustatika wurde bereits erwähnt, dass nach Kontakt mit Influenzaviren (in erster Linie durch Begegnung mit einem Erkrankten) eine Vorbeugung vor dem Krankheitsausbruch durch Oseltamivir (und prinzipiell auch mit Zanamivir) möglich ist. Hierzu ist eine geringere Dosierung erforderlich als zur Behandlung bei Erkrankung. Angesichts der mitgeteilten Resistenzlage (98,5 % der Viren waren in den USA in der Grippesaison 2008/09 unempfindlich gegen das Mittel) hat sich diese Option aber abgenutzt. Wie lange das neu aufgetretene «Schweinegrippe»-Virus oder ein künftiges neues Virus gegen solche Medikamente empfindlich ist, wird man jeweils der

Vorbeugung durch Virustatika möglich, aber nicht unproblematisch

aktuellen Berichterstattung entnehmen müssen. Allerdings ist auch dann damit zu rechnen, dass es umso schneller resistent werden wird, je häufiger diese Medikamente eingesetzt werden. Es ist daher sinnvoll, dass dies in erster Linie bei Menschen geschieht, die bei einer Erkrankung besonders gefährdet wären. Einzelheiten muss man mit seinem behandelnden Arzt besprechen. Nochmals sei darauf hingewiesen, dass in einer «normalen» Grippesaison nur 10 bis 20% der grippalen Erkrankungen durch Influenzaviren hervorgerufen werden, also in 80 bis 90% der Fälle ein solches Virustatikum ohnehin nicht helfen kann.

Prinzipiell ist auch eine Vorbeugung mit Amantadin oder Rimantadin (siehe Seite 80f. bzw. 150) möglich, die jedoch mehr Nebenwirkungen aufweisen, nur bei Influenza A in Betracht kommen und ebenfalls durch breite Resistenzbildung der Viren in ihrer Wirksamkeit sehr beeinträchtigt sind.

Stärkung der Abwehrkräfte

Meteoreisen

Aus diesen Gründen ist die eigene Stärkung der Abwehrkräfte von besonderer Bedeutung. Obwohl es keinerlei systematische Studien dazu gibt, kann ich aus meiner eigenen Erfahrung und der vieler Kollegen sagen, dass ich *Meteoreisen* für ein sehr wirksames Vorbeugungsmittel halte. In der Regel empfehle ich, vorbeugend morgens 5 bis 10 Globuli zu nehmen, und oft zeigte sich, dass in einer Familie dann gerade derjenige, der diese Vorbeugungsmaßnahme durchführte, weil er bisher besonders anfällig war, gesund blieb, während alle anderen Familienmitglieder krank geworden waren und er sicher intensiven Erregerkontakt hatte.

Dauer der Anwendung

Normalerweise scheint es mir nicht sinnvoll zu sein, Arzneimittel, die eine eigene Reaktion zur Krankheitsüberwindung hervorrufen sollen, zu lange zu nehmen. Wenn man sich nochmals an die Bestandteile des Mittels (Sternschnuppeneisen, Bergkristall und Phosphor) erinnert und daran, dass alle drei Lichtqualitäten repräsentieren, so kann man den Eindruck haben, dass sie einen Ausgleich für äußeren und inneren Lichtmangel leisten und insofern zur Vorbeugung in der dunklen Jahreszeit für längere Zeit Bedeutung haben können. In der Regel empfehle ich eine solche Vorbeugung in der Herbst/Winter-Jahreshälfte etwa von Oktober bis April. Zwischenzeitlich habe ich von mehreren Krankenhäusern gehört, die eine solche Prophylaxe mit Meteoreisen (zum Teil mit zusätzlichen potenzierten Substanzen wie z.B. Schlehe, Prunus spinosa) anbieten, weil sich gezeigt hat, dass der Krankenstand beim Personal dadurch sinkt und die Kosten für die Arzneimittel durch diese Einsparung bei Weitem ausgewogen werden. Theoretisch scheint es mir denkbar, dass Menschen mit homöopathischer Phosphorkonstitution, die sich z.B. durch eher hohe, feingliedrige Gestalt, durchscheinende Haut, Sinnesempfindlichkeit, Feinfühligkeit, aber auch Nervosität zeigen kann, von der fortgesetzten Gabe des in tiefer Potenz enthaltenen Phosphors eine Steigerung ihrer Reizbarkeit und Nervosität erleiden könnten. In der Praxis wurde das aber weder von mir noch von Kollegen, die ich dazu gefragt habe, beobachtet, was damit zusammenhängen könnte, dass eben kein homöopathisches Einzelmittel von Phosphor gegeben wird, sondern eine in sich ausgewogene anthroposophische Arzneimittelkomposition. Gegebenenfalls könnte man alternativ auch *Ferrum sidereum D6* Pulver (morgens eine Messerspitze) geben. Auch dieses reine (ohne Zusatz von Quarz und Phosphor verarbeitete) Meteoreisen stellt schon eine Komposition dar, insofern die Eisenmeteoriten aus einer Mischung von Eisen, Nickel und Kobalt mit einer Spur von Phosphor bestehen.

Ausgewogene anthroposophische Arzneimittelkomposition

Bei besonders anfälligen Patienten hat sich die Gabe von potenziertem *Eigenblut* sehr bewährt, die ursprünglich von der Kinderärztin D. Imhäuser angegeben wurde. Wenn man an die zentrale Stellung des Eisens im Blut denkt, erkennt man, dass auch diese Behandlung eine gewisse Verwandtschaft mit der oben beschriebenen aufweist. Aus einem Tropfen Blut des Patienten wird dabei vom Arzt oder Apotheker ein individuell potenziertes Heilmittel zubereitet. Traditionell hat sich dabei ergeben, dass hier ein Verdünnungsverhältnis von 1:100 gewählt wird und somit «C-(=Centesimal-)Potenzen» hergestellt werden. Dies kann entweder mit einem Alkohol-Wasser-Gemisch oder – wenn man Alkohol vermeiden möchte – mit einer Glycerinlösung erfolgen. In der Regel verordnen wir die morgendliche Einnahme von 3 Tropfen der C3, nach 4 Wochen kann dann die C5 gegeben werden, die nur noch jeden zweiten Tag eingenommen wird und doppelt so lange hält. Den Abschluss bildet dann die C7, von der nur noch ein- bis zweimal in der Woche 3 Tropfen gegeben werden.

Potenziertes Eigenblut

Vor allem bei Kindern, die immer wieder aus dem Kindergarten Infekte mitbringen, hat sich schließlich die Anregung ihrer Milzfunktion mit dem Mittel *Lien comp.* (Wala) bewährt. Die Milz stellt eines der

Anregung der Milzfunktion

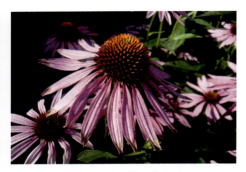

Der wegen seiner charakteristischen Blütenform auch «Igelkopf» genannte Sonnenhut (Echinacea)

zentralen Immunorgane dar. Neben der Tatsache, dass die Milz (lateinisch «Lien») eine Art «Ausbildungsfunktion» für die Abwehrzellen der weißen Blutkörperchen hat, stellt sie einen Ort in unserem Leib dar, an dem unser Blut immer wieder sorgsam geprüft und das nicht mehr brauchbare, «verschmutzte» und veraltete abgebaut wird, um dann einer neuen, «verjüngten» Blutbildung zur Verfügung zu stehen. In diesem Mittel ist ein potenziertes Organpräparat der Milz unter anderem mit einer Zubereitung aus der Wegwarte vereint, welche richtigen Abbau fördert, und mit potenziertem Schachtelhalm, der ebenso wie ein potenziertes Organpräparat der Niere die Ausscheidung unterstützt. In unserer Praxisgemeinschaft hat es sich bewährt, Infektgefährdeten 1- bis 2-mal täglich 5 bis 7 Globuli zu verordnen.

Gute Ergebnisse durch Echinacea-Extrakte

Auf Seite 121 wurde mit Echinacea-Mund- und Rachenspray ein aus dem Sonnenhut (Echinacea) zubereitetes Mittel genannt. Extrakte aus dieser – wegen ihrer charakteristischen Blütenform auch «Igelkopf» genannten – Pflanze können, wie eine Meta-Analyse zahlreicher Studien ergeben hat, die Dauer von Erkältungskrankheiten um durchschnittlich 1 ½ Tage verkürzen.[50] Interessanterweise ist das genau der Wert, welcher auch für die Virustatika Tamiflu® und Relenza® angegeben wird. In der Anthroposophischen Medizin hat sich bei Neigung zu Infekten der Einsatz von potenzierter Echinacea (z.B. *Echinacea e pl. tota D3 Globuli* 2- bis 3-mal täglich 5 Globuli) bewährt. Die Wirkung wird oft auch dadurch erkennbar, dass sich Patienten, die zum Frieren neigen, bei Anwendung von Echinacea durchwärmter fühlen. Aus theoretischen Gründen wird bei Patienten, die an Erkrankungen mit überschießenden Immunreaktionen leiden (z.B. bei chronischer Polyarthritis oder Multipler Sklerose), vom Einsatz von Echinacea, die ja das Immunsystem anregen soll, abgeraten.

Wärme und Kleidung

Während die beschriebenen Meteoreisen Globuli vor allem einen Lichtmangel ausgleichen, gibt es auch Patienten, deren Infektgefährdung zusätzlich oder nur von einem Wärmemangel kommt. Häufig sind diese auffallend schlank und frieren viel. Bei diesen sind regelmäßig einmal am Tag erfolgende Öleinreibungen des ganzen Körpers (am besten nach dem Waschen oder Duschen) sinnvoll. Grundsätzlich gibt es schon mit einem guten Oliven- oder (weniger geruchsintensiv) Erdnuss- oder (relativ teuer) Mandelöl gute Erfahrungen. Bewährt hat sich auch die Anwendung von Schlehenblüten- oder (eher bei Erwachsenen, die zu Muskelbeschwerden neigen) Arnica-Öl.

Öleinreibungen

Aber auch wenn keine spezielle, konstitutionell bedingte Wärmebedürftigkeit vorliegt, ist es sinnvoll, auf den Wärmehaushalt zu achten. Zwar wurden Studien durchgeführt, bei denen die Probanden nasse Strümpfe tragen mussten, ohne dass dies zu Erkältungssymptomen führte, und dies als Beweis dafür gewertet, dass es eine «Erkältung» im Wortsinn als Ursache von Husten und Schnupfen gar nicht gebe. Gleichwohl bin ich doch davon überzeugt, dass anhaltende Auskühlung krankheitsanfällig macht. Neben den beschriebenen Öleinreibungen kann man dem durch vernünftige Kleidung vorbeugen. Besonders wichtig ist es, die Füße warm zu halten, wozu Wollsocken und gegebenenfalls eine Einlegesohle aus Schafwolle oder Dachsfell in die Schuhe gute Dienste leisten. Zwar wird neben warmen Füßen oft zu einem kühlen Kopf geraten, dennoch ist im Freien eine wärmende Kopfbedeckung (am besten wiederum aus Wolle) nicht nur angenehm, sie beugt auch Ohrenproblemen und Nebenhöhlenentzündungen vor. Sehr empfehlenswert ist auch Unterwäsche aus Schafwolle oder – bei empfindlicher Haut – aus einem Wolle-Seide-Gemisch.

Anhaltende Auskühlung macht krankheitsanfällig

Schließlich kann regelmäßiger (z.B. wöchentlicher) Saunabesuch – und das ist sogar durch Studien belegt – die Infektanfälligkeit mindern. Einerseits wird durch die abwechselnden Warm- und Kaltreize die Ausgleichsfähigkeit unserer Wärmeorganisation gefördert, andererseits wird durch den Saunagang eine vorübergehende und kurz dauernde «freiwillige» Fiebersituation geschaffen, die offenbar häufig dazu beitragen kann, dass eine «richtige» fieberhafte Erkrankung gar nicht «nötig» wird.

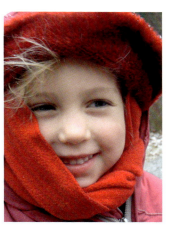

Wohlig warm eingepackt – oft kann man eine Erkältungskrankheit vermeiden, indem man auf seinen Wärmehaushalt achtet und dauerhafte Unterkühlungen verhindert.

Zum Schluss

Im Betrachten der banal scheinenden und alltäglichen Erkältungskrankheiten und der schwereren Grippe – geradezu urbildhaften akuten Krankheiten, die jeden betreffen – sind wir einen weiten Weg abgeschritten. Verschiedene Möglichkeiten, diesen Krankheiten zu begegnen, sie durch Impfung zu verhindern, ihnen durch die eigene Lebensweise vorzubeugen oder sie zu überwinden, sind aufgezeigt worden. Erschreckende Gefahren waren ebenso anzusprechen wie ermutigende Chancen. Welchen Weg man selbst im Umgang mit diesen Krankheiten gehen möchte, ist eine persönliche Entscheidung, die durch das Gespräch mit dem Arzt vorbereitet werden kann.

Individueller Umgang mit Erkältungskrankheiten

Die grundsätzliche Stellung von Krankheiten wird vielleicht derjenige, der sie aus ruhigem Abstand betrachtet, eher empfinden, als derjenige, welcher sich beruflich ständig mit ihnen auseinanderzusetzen hat. Der Philosoph Hans-Georg Gadamer schreibt:[51]

«Es muss doch etwas bedeuten, dass der Arzt heute so viele Krankheiten scheinbar wegzuzaubern weiß, sodass sie für den Patienten einfach verschwinden, ohne ihn etwas gelehrt zu haben. Es muss doch etwas besagen, dass heute die chronischen Krankheiten weit mehr im Vordergrund des ärztlichen Interesses stehen, weil man sie nicht wegnehmen kann.»

Zu zeigen, dass die in den beiden Sätzen ausgesprochenen Tatsachen etwas miteinander zu tun haben, war ein Ziel beim Schreiben dieses Buches. Es würde mich freuen, wenn es dazu beiträgt, einen selbstständigen Weg zur Vorbeugung, Annahme und Überwindung der Krankheit zu finden.

Aktueller Hinweis

Unmittelbar vor Drucklegung wurden am 12.10.2009 die Empfehlungen der Ständigen Impfkommission (STIKO) zur Impfung gegen die neue Influenza A (H1N1) veröffentlicht. (Diese Empfehlung kann hier nicht mehr ausführlich wiedergegeben werden, es ist aber möglich, sich unter der bereits angegebenen Adresse www.rki.de jeweils aktuell umfassend zu informieren.) Dort wird dargestellt, dass die Erkrankungen in

Deutschland weiterhin mild verlaufen und Todesfälle bei dieser neuen Grippe erstaunlich selten sind, dass die weitere Entwicklung aber nicht voraussehbar sei, weshalb man der gesamten Bevölkerung eine Impfung anbieten möchte. Dabei sollen bevorzugt zunächst drei Bevölkerungsgruppen geimpft werden: Beschäftigte im Gesundheitswesen und der Wohlfahrtspflege mit unmittelbaren Patientenkontakten, Patienten mit schweren Vorerkrankungen, soweit sie älter als 6 Monate sind, Schwangere (jenseits des ersten Schwangerschaftsdrittels) und Wöchnerinnen. Es wird darauf hingewiesen, dass international kein erhöhtes Erkrankungsrisiko bei Personal im Gesundheitswesen beschrieben, ein solches «allerdings anzunehmen» sei. Eine Impfung dieses Personenkreises könne auch Patienten davor schützen, von Behandelnden und Pflegenden angesteckt zu werden. Die Impfung von chronisch schwer Vorerkrankten wurde auch früher schon empfohlen. Für Schwangere gilt auch weiterhin, dass «bei einem Großteil ... ein unkomplizierter Verlauf der neuen Influenza A-(H1N1)-Erkrankungen zu erwarten» sei. Allerdings waren bei den – bisher relativ wenigen – schweren Erkrankungen Schwangere überrepräsentiert, was mit der verminderten Immunitätslage in der Schwangerschaft zusammenhängen könnte. Ein Übergang des Virus bei Erkrankung der Mutter auf das Kind sei nicht zu erwarten, allerdings sind grundsätzlich Schädigungen des Kindes bei schwerer Erkrankung der Mutter möglich. Es liegen keine Studienergebnisse darüber vor, dass die Impfung in der Schwangerschaft ungefährlich ist, dies gilt insbesondere auch für Impfstoffe mit neuen Wirkverstärkerkombinationen. Die STIKO hält die Impfung aber für gerechtfertigt; es wird jedoch darauf hingewiesen, dass die Industrie speziell für Schwangere an der Entwicklung und Zulassung von Impfstoffen ohne Wirkverstärkerzusatz arbeite. Wenn die oben genannten Gruppen geimpft wurden, sei als Nächstes die Impfung von Kontaktpersonen von Gefährdeten, die selbst nicht geimpft werden können, sinnvoll und von Kindern über 6 Monaten, da sie besonders zur Krankheitsverbreitung beitragen (genannt wird unter anderem, dass sie sich weniger an Hygieneregeln halten und enge Sozialkontakte pflegen). Wie auch im Buchtext besprochen, wird darauf hingewiesen, dass Ältere – anders als sonst angenommen – bei dieser Grippe besonders wenig gefährdet erscheinen und daher in einer Stufenfolge der Dringlichkeit als Letzte berücksichtigt werden müssten.

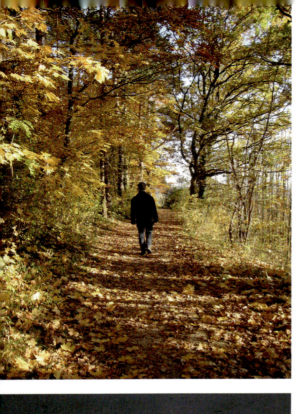
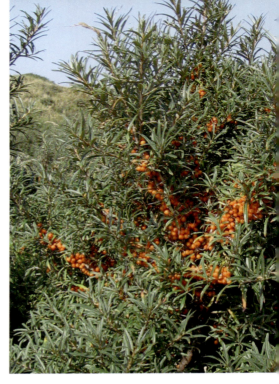
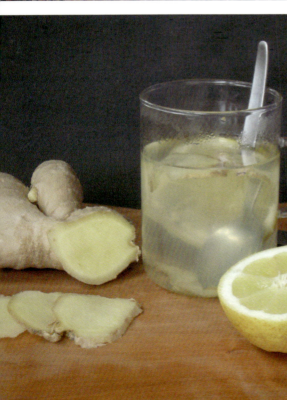
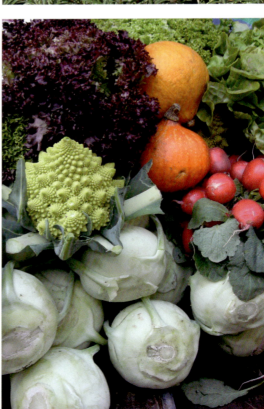

Anhang

Anmerkungen

1. Vagedes J., Soldner G.: Das Kinder-Gesundheitsbuch. Kinderkrankheiten ganzheitlich vorbeugen und heilen, München 2008
2. Kölmel K. e.a.: Febrile infections and malignant melanoma: results of a case-control study. Melanoma Research: 2 (1992) 207–21
3. Kölmel K. e.a.: Infections and melanoma risk. Melanoma Research 9 (1999) 511–519
4. Zitiert nach: Graf H.: Infekthäufigkeit und Krebsrisiko, Merkurstab 53 (2000) 137–138. Dieser Arbeit verdanke ich auch die vorgenannten Literaturhinweise. Graf bezieht sich bezüglich der genannten Studie auf die wichtige Arbeit von U. Abel e.a., die einen guten Überblick zum Zusammenhang von Infekthäufigkeit und Krebsrisiko bietet: Common infections in the history of cancer patients and controls. J. Cancer Res.Con.Oncol. 117 (1991) 339–344
5. Albonico H.: Häufigkeit fieberhafter Infektionskrankheiten im Kindesalter in der Vorgeschichte von Karzinompatienten. Der Merkurstab 1 (1996) 1–19
6. Albonico H. e.a.: Febrile infectious childhood diseases in the history of cancer patients and matched controls. Medical Hypotheses 51 (1998) 315–20
7. Kienle G.S., Kiene H.: Die Coley'sche Fiebertherapie der Krebserkrankung – historischer Markstein oder heute noch Vorbild? Der Merkurstab 6 (2003) 355–364
8. Economo C. v.: Die Encephalitis lethargica, Leipzig und Wien 1918
9. Sacks O.: Zeit des Erwachens, Reinbek bei Hamburg 1992
10. siehe Lange W., Vogel G.E., Uphof H.: Influenza. Virologie, Epidemiologie, Klinik, Therapie und Prophylaxe. Berlin, Wien usw. 1999. Dem Buch können zahlreiche weitere Details zur Influenza entnommen werden.
11. Gandhi M.K.: An autobiography or the story of my experiments with truth, Ahmedabad 1994
12. Ertel S.: Influenza pandemics and sunspots – easing the controversy. Die Naturwissenschaften 81 (1994) 308ff.

13 Hope-Simpson R.E.: Sunspots and flu: a correlation. Nature Vol. 275, 14. Sept. 1978, p. 86; Hoyle F., Wickramasinghe N.C.: Sunspots and influenza. Nature Vol. 343, 25. Jan. 1990, p. 304; von Alvensleben A.: Influenza according to Hoyle. Nature Vol. 344, 29. March 1990, p. 374

14 Ertel S.: Influenza pandemics and sunspots – easing the controversy. A.a.O.

15 Ramm H.: Zur kosmologischen Symptomatologie der Grippe, Der Merkurstab 51 (1998) 270–278

16 Endres K.P., Schad W.: Biologie des Mondes. Mondperiodik und Lebensrhythmen. Stuttgart, Leipzig 1997

17 Ein wunderschönes Buch, in dem das Polarlicht umfassend beschrieben und gedeutet wird, ist: Falck-Ytter H.: Das Polarlicht, Stuttgart 1999

18 Steiner R.: Geisteswissenschaft und Medizin, Vortrag vom 7.4.1920, Dornach [7]1999, GA 312

19 Husemann F.: Rudolf Steiners Entwicklung, Dornach 1999

20 siehe z.B. Steiner R.: Die Geheimwissenschaft im Umriss, Dornach [20]1989, GA 13

21 Pierre Teilhard de Chardin: Der Mensch im Kosmos, München 1959

22 aus dem Mathnawi-ya ma'nawi zit. n. Schimmel A.: Rumi. Ich bin Wind und du bist Feuer. Leben und Werk des großen Mystikers, München 1995

23 Fa. Jungebad, Heckenweg 30, 73087 Bad Boll. Tel.: 07164/14461, Fax: 07164/14460, e-mail: jungebad@t-online.de.

24 Dharan N., Gubarwa L., Meyer J. e.a.: Infections with Oseltamivir resistant influenza A (H1N1) viruses in the United States. JAMA 2009; 301 (10): 1034–1041

25 Witsenburg B.C.: Masern-Sterblichkeit und Therapie. Merkurstab 45 (1992) 177–180

26 Bela e.a.: Reye's syndrom in the United States 1981 through 1997, N.Engl. J.Med. 320 (1990) 1377–82

27 Lang K.R.: Sonnenobservatorium SOHO. Spektrum der Wissenschaft, Mai 1997, 44–52, zit. n. Ramm H.: Der Sonne dunkle Flecken, Dornach 1998

28 Auf die sehr komplexen Verhältnisse der verschiedenen Erscheinungsformen des Eisens im Weltall und ihre Zusammenhänge geht H. Ramm in seinem zitierten Buch eingehender ein.

29 Ein wichtiger Artikel, der viele Qualitäten des Meteoreisens darstellt, stammt von Markus Peters: Das Meteoreisen, Merkurstab 49 (1996) 401–421

30 Holzheid A., Sylvester P., O'Neil H.St.C., Rubic D.C., Palmer H.: Evidence for the addition of a late chondritic veneer to the earth from high pressure partitioning of Pd and Pt. Nature 406 (2000) 396–399

31 Knauer S.: Die Grippe und ihre Behandlung. Stuttgart, o.J. (ca. 1924). Abhandlungen aus dem Klinisch-Therapeutischen Institut, Heft 2
32 Del Mar e.a.: Are antibiotics indicated as initial treatment for children with acute otitis media? A meta-analysis. Brit.Med.J. 314 (1997) 1526–29
33 Van Buchem e.a.: Acute otitis media: a new treatment strategy. Brit.Med.J. 290 (1985) 1033–37
34 Verity C.M. e.a.: Long-term intellectual and behavioral outcomes of children with febrile convulsions. New Engl. J. Med. 338 (1998) 1723–1728
35 Conolly A.M. e.a.: What are the complications of influenza and can they be prevented? Experience from 1989 epidemic of H3N2 influenza A in general practice. Brit.Med.J. 306 (1993) 1452–1454
36 Armstrong B.G., Mangtami P., Fletcher A. e.a.: Effect of influenza vaccination on excess deaths occuring during periods of high circulation of influenza. Cohort study in elderly people. BMJ 2004; 329: 660
37 Jackson L.A., Jackson M., Nelson J. e.a.: Evidence of bias in estimates of influenca vaccine effectivness in seniors. Int.J.Epidemiol. 2006; 35 (2): 337–344
38 Demicheli V., Rivetti D. e.a.: Vaccines for preventing influenca in healthy adults. Cochrane Database Syst. Rev. 2004 (3) CD 001269
39 Smith S., Demicheli V., Di Pietronj C. e.a.: Vaccines for preventing influenza in healthy children. Cochrane Database Syst. Rev. 2006 (1) CD 004879
40 Jefferson T.: Influenza vaccination: Policy versus evidence. BMJ 2006; 333: 912–915
41 Lasky T. e.a., N.Engl.J.Med. 339 (1998) 1797
42 Siehe «1976 swine flue debacle» in www.wikipedia.org.
43 Tatsächlich kann sich allerdings ein Grippevirus in einer Bevölkerung (z.B. in Nepal oder Indien) weniger ausbreiten, in der Begrüßungen nicht mit körperlicher Berührung verbunden sind, sondern z.B. durch Falten der Hände und Verneigung erfolgen. Auch kann die Verwendung von Taschentüchern zur Kontamination der Hände mit Viren stark beitragen. Nicht nur aus dieser Sicht kann ein «Hochziehen der Nase» (das Eltern ihren Kindern auszutreiben versuchen) medizinisch sinnvoll sein. Studien haben tatsächlich ergeben, dass ein Fortschreiten eines Schnupfens zu einer Nasennebenhöhlenentzündung seltener erfolgt, wenn man sich nicht schnäuzt (was mit einer Erhöhung des Luftdrucks in der Nase und damit zum Einpressen infektiösen Schleims in die Nasennebenhöhlen verbunden ist). Beim «Hochziehen der Nase» entsteht dagegen ein Unterdruck, der eher dazu führt, dass Schleim, der die Öffnungen der Nebenhöhlen verlegt, fortgeschafft wird.
44 Steiner R.: Wie erlangt man Erkenntnisse der höheren Welten?, Dornach ^{24}1993, GA 10

45 Seitz R.: Schöpferische Pausen. Besinnen – genießen – da sein. München ⁴1995 (leider nur noch antiquarisch zu erhalten)
46 Dellbrügger G.: Die geistige Waffenrüstung. Ein Weg zur Stärkung des Inneren, Stuttgart 2009
47 Auf Deutsch erschienen unter dem Titel: Vitamin C und der Schnupfen, Weinheim 1972
48 Husemann F.: Anthroposophische Medizin. Ein Weg zu den heilenden Kräften, Dornach 2009
49 Hamre H.J., Becker-Witt C., Glockmann A., Ziegler R., Willich S.N., Kiene H.: Anthroposophic Therapies in Chronic Disease: The Anthroposophic Medicine Outcomes Study (AMOS). Eur J Med Res 2004; 9: 351–60
50 Shah S.A, Sander St., White M., Rinaldi M., Coleman C.I.: Evaluation of Echinacea for the prevention and treatment of common cold: a meta-analysis. Lancet Infectious Diseases (2007) 7, 473–480
51 Gadamer H.-G.: Zwischen Natur und Kunst. In: Victor v. Weizsäcker zum 100. Geburtstag (Schriften zur anthropologischen und interdisziplinären Forschung in der Medizin Bd. 1, hg. von Peter Hahn und Wolfgang Jacob, Berlin/Heidelberg 1987; erschienen auch in: Gadamer H.-G.: Über die Verborgenheit der Gesundheit, Frankfurt a.M. 1993

Adressen

Gesellschaft Anthroposophischer Ärzte in Deutschland e.V.
Roggenstraße 82
D-70794 Filderstadt
Tel. 0711 – 77 99 711
Fax 0711 – 77 99 712
Internet: www.anthroposophischeaerzte.de
E-Mail: info@anthroposophischeaerzte.de

Medizinische Sektion am Goetheanum
Postfach
CH-4143 Dornach 1
Tel. (0041) 61 – 706 42 90
Fax (0041) 61 – 706 42 91
Internet: www.medsektion-goetheanum.org
E-mail: sekretariat@medsektion-goetheanum.org

Vereinigung anthroposophisch orientierter Ärzte in der Schweiz
Pfeffingerweg 1
CH-4144 Arlesheim
Tel. (0041) 61 – 705 75 11
Internet: www.vaoas.ch
E-Mail: info@vaoas.ch

Gesellschaft Anthroposophischer Ärzte Österreichs
Tilgnerstraße 3
A-1040 Wien
Tel. (0043) 1 – 504 49 08
Fax (0043) 1 – 504 84 04
Internet: www.anthromed.at
E-Mail: info@anthromed.at

gesundheit aktiv – anthroposophische heilkunst e.v.
(früher: Verein für Anthroposophisches Heilwesen e.V.)
Johannes-Kepler-Straße 56
D-75378 Bad Liebenzell
Tel. 07052 – 93 01-0
Fax 07052 – 93 01-10
Internet: www.gesundheitaktiv-heilkunst.de
E-Mail: verein@gesundheitaktiv-heilkunst.de

Berufsverband für anthroposophische Kunsttherapie e.V.
Am Hessenberg 34
D-58313 Herdecke
Tel. 02330 – 60 66 73
Fax 02330 – 60 66 64
Internet: www.anthroposophische-kunsttherapie.de
E-Mail: berufsverband@anthroposophische-kunsttherapie.de

Berufsverband Heileurythmie e.V.
Roggenstraße 82
D-70794 Filderstadt
Tel. 0711 – 779 97 23
Fax 0711 – 779 97 12
Internet: www.berufsverband-heileurythmie.de
E-Mail: sekretariat@berufsverband-heileurythmie.de

Bundeszentrale für gesundheitliche Aufklärung (BZgA)
Ostmerheimer Str. 220
D-51109 Köln
Tel. 0221 – 89 92-0
Fax 0221 – 89 92-300
Internet: www.bzga.de
E-Mail: poststelle@bzga.de

**European Federation of Natural Medicine Users –
Europäischer Verbraucherverband für Naturmedizin**
Beckweg 18
D-58313 Herdecke
Tel. 02330 – 62 33 29
Fax 02330 – 62 33 30
Internet: www.efnmu.de

Apotheke an der Weleda
Möhlerstraße 1
D-73525 Schwäbisch Gmünd
Tel. 07171 – 874 44-0
Fax 07171 – 874 44-24
Internet: www.apotheke-weleda.de
E-Mail: kontakt@apotheke-weleda.de

Gesellschaft Anthroposophischer Apotheker in Deutschland e.V.
Madenstraße 12
D-70619 Stuttgart
Tel. 0711 – 477 03 62
Fax 0711 – 477 03 68
Internet: www.gapid.de
E-Mail: info@gapid.de

Seriöse aktuelle offizielle Stellungnahmen zur Grippesituation erhält man über das Robert-Koch-Institut unter www.rki.de.

Eher kritische, aber sehr gut recherchierte Informationen zu Impfungen sind verfügbar unter www.individuelle-impfentscheidung.de.

Viele der zitierten Artikel sind in der Zeitschrift «Der Merkurstab. Journal of Anthroposophic Medicine» erschienen. Das Archiv und ein Teil der Artikel sind über die Adresse www.merkurstab.de zugänglich.

Bildnachweis

Michail Lejen, Saratov: Seite 12, 22, 54, 68, 106, 138, 152

Jürgen Schwope, München: Seite 71, 93, 105 oben

Rudi Seitz: Seite 15, 16, 41, 56, 59, 65, 113, 116, 147

Lene Solbakken, Folkhelseinstitutt, Norge: Seite 155

Anne Solheim, Freiburg: Titelbild, Seite 2, 11 unten, 30, 61 oben links, 61 unten rechts, 100, 105 unten, 110, 112, 114 rechts, 118, 120 oben, 121 unten links, 124 Nr. 6, 125 Nr. 7–12, 137 oben, 151 oben, 157, 159, 161 unten, 166, 171, 174 links oben, 174 rechts unten

Markus Sommer, München: Seite 11 oben, 17, 20, 53 unten links, 53 unten rechts, 58, 60 oben, 60 unten, 61 oben rechts, 61 unten links, 63 oben, 63 unten, 84, 90 oben, 90 unten, 96, 98 oben, 98 unten, 105 oben, 114 links, 115, 120 unten, 121 oben, 124 Nr. 1–5, 133 unten, 137 unten, 151 unten, 153, 161 oben, 164, 170, 174 links unten

Armin Wanka, München: 29, 101 links, 101 rechts

Die Fotos auf den Seiten 38, 40, 42, 46, 51, 53 oben, 97 links, 97 Mitte, 97 rechts, 121 unten rechts, 133 oben, 161 Mitte, 174 rechts oben sind der freien Enzyklopädie Wikipedia entnommen (http://de.wikipedia.org).

Verzeichnis der Heil- und Pflegepräparate

Acetylsalicylsäure 70, 86f.
Aconitum 89f., 102
Aconitum/China comp. 91, 104
Adonis comp. 131
Aesculus/Prunus comp.-Essenz 56
Agropyron comp. 111
Allium Cepa 109
Allium Cepa e bulbo D3 118
Amantadin 80ff., 150, 168
Angocin® Anti-Infekt N 85
Apis/Belladonna 121
Apis/Belladonna cum Mercurio 121
Apis/Levisticum II 116
Aquilinum comp. 83, 134
Archangelica comp. 107
Arnica 58, 97, 103
Arnica-Öl 171
Arsenicum album 110, 134
Aspirin® 70, 86f., 100
ASS 86f.
Aurum/Prunus 136
Avena comp. 164

Belladonna 90f., 102, 130
ben-u-ron® 70, 86
Berdonia Nasenspray 111
Birken-Elixier 60
Birken-Rheumaöl 58
Bolus alba comp. 134
Brombeerblätter 133

Bronchi/Plantago comp. 107
Bryonia 96, 102

Camphora D3 95, 131
Cardiodoron® mite 131
China e cort. D12 134
Cinnabaris 110
Coccus cacti D6 108
Cochlearia-armoracia-Salbe 114
Coldastop-Nasenöl 112
Cor/Aurum 131
Cuprum arsenicosum 108
Cuprum metallicum 130

Digestodoron® 134

Echinacea/Argentum 149f.
Echinacea e pl. tota D3 170
Echinacea-Mund- und Rachenspray 121
Eibischwurzeln 60, 62
Eigenblut, potenziertes 169
Elotrans® 133
Emser® Nasendusche 112
Emser® Nasenspray 111
Erdnussöl 57, 171
Erkältungstee 62
Erysidoron 121
Eukalyptusöl 57
Eupatorium 97, 103

Euphrasia-Augentropfen 118
Euphrasia e pl. tota D4 118

Fencheltee 62
Ferrum phosphoricum 91, 102
Ferrum phosphoricum comp.
 101, 104
Ferrum sidereum 92, 95, 169,
 siehe auch Meteoreisen
Fichtennadelöl 57,
 siehe auch
 Pinus pumillo, Ol. aeth. 10%
Flechtenhonig 108

Gänsefingerkraut 62
Gelsemium comp. 96, 100,
 104, 127
Gelsemium D12 97f., 103
Gelsemium D30 127
Gentiana Magenglobuli 83
Geum urbanum Rh D3 134

Heidelbeerblätter 133
Heidelbeeren, getrocknete 133
Himbeerblätter 133
Holunderblütentee 60
Honig 60
Husten-Sirup,
 selbst zubereiteter 107f.

Infectodiarrstop® LGG 133
Infectogripp-Rachenspray® 160
Infludo® 100f., 104

Ingwer 62f.
Ingwer-Zitronen-Trank
 mit Honig 62
Isländisch Moos 62

Kalium muriaticum D5
Kamillendampfbad 112f.
Kamillentee 62, 64, 133
Kapuzinerkresse 85
Königskerzenblüten 61
Korodin®-Herz-Kreislauf-Tropfen
 131

Lavendelöl 164
Leinöl 57
Levico 136
Levisticum D10 117
Lien comp. 169f.
Lindenblütentee 60

Malvenblüten 60f.
Mandelöl 171
Meerrettich 85
Meerrettichkompressen 114
Melissentee 164
Metamizol 86
Meteoreisen 92ff., 103, 168f.,
 siehe auch Ferrum sidereum
Meteoreisen Globuli 92, 94, 150
Meteoreisen Inject 92, 94
Metronidazol 84
Mutaflor® 84

Verzeichnis der Heil- und Pflegepräparate   **185**

Nasenbalsam Wala 112
Nasivin® 111
Nasturtium Mercurio cultum
  Rh D3 110
Novalgin® 86
Nux vomica 98f., 103

Oleum salviae 10% 117
Olivenit D8 108
Olivenöl 57, 171
Olynth® 111
Oralpädon® 133
Ortho Cor® 132
Oseltamivir 75ff., 150, 167,
  siehe auch Tamiflu®
Otriven® 111

Paracetamol 70, 86, 88f.
Passiflora comp. 164
Passiflora Nerventonikum 164
Paukenhöhlenmischung 117
Perenterol® 83
Phytolacca 121
Pinus pumillo, Ol. aeth. 10%
  58
Plantago Bronchialbalsam 108
Plantago Hustensaft 108
Primula comp. 131
Prunus spinosa 169
Pulsatilla 99, 118
Pyrit/Zinnober 110

Quarkwickel 108f.

Relenza® 75, 170,
  siehe auch Zanamivir
Rhinodoron®-Nasenspray 111
Rhinomer®-Nasenspray 111
Rhus toxicodendron 96, 102
Rimantadin 80f., 168
Rooibos-Tee 133
Rosenöl 136
Rumex crispus 107

Salbeiblätter 120
Salbeipastillen 120
Salbeitee 120
Sanddorn-Elixier 161
Schafgarbenkraut 62
Schlehenblüten-Haut- und
  Massageöl 136, 171
Schlehen-Elixier 136
Schlehen-Ursaft 136
Schnupfen-Creme Weleda 112
Schwarztee 133
Senfmehl 59
Senfmehlbrustwickel 123ff.
Senfnackenkompresse 114, 121
Siemens-Nasendusche 112
Silicea comp. 113, 116
Sinuc® 108
Sinupret® 113
Solum-uliginosum-Öl 136
Spitzwegerichkraut 62
Spongia tosta D12 108
Symbioflor® 84

Tamiflu® 75, 77, 170,
  siehe auch Oseltamivir

Thymiankraut 62
Thymianöl 57, siehe auch Thymus, Ol. aeth. 5%
Thymus Ol. aeth. 5% 58
Tuba auditiva Gl D15 117

Ubichinon 131f.
Umckaloabo-Tropfen 108

Vancomycin 84
Venadoron® 56
Veratrum D6 134

Weleda Heuschnupfenspray 111
Wildrosenöl 136

Xylomethazolin 111

Zanamivir 75ff., 167, siehe auch Relenza®
Zitrone 61, 65
Zitronenhalswickel 120f.
Zwiebelsäckchen 115f.

Stichwortregister

Abgeschlagenheit 57, 122
Abszessbildung 119f.
Abwehrfähigkeit 29
Allergiebelastung 111
Allergien 149
Allergiker 140
Angst 37, 95, 156
Ängstlichkeit 89, 102
Ansteckung 36, 153ff.
Antibiotika 70, 77, 83ff., 116, 119
Antigenshift 33
Appetitlosigkeit 23
Arzneimittelprüfungen 73
Asthma bronchiale 27, 49, 77, 109, 148, 161,
   siehe auch Bronchialasthma
Asthmapatienten 76
Atemfrequenz, beschleunigte 67,
   siehe auch
   Beschleunigung des Atems
Atemnot 57, 67, 122, 131
Atemwegserkrankungen 27, 75, 77, 144, 166
Atemwegsinfekte 30
Augen, Reizung der 117f.,
   siehe auch Bindehautreizung
Ausgleich 156f.
Auskühlung 31, 171
Austrocknung 64, 133,
   siehe auch
   Flüssigkeitsmangel
Autoimmunerkrankungen 21

Bäder 57f.
Bauchbeschwerden, krampfartige 62
Bauchschmerzen 84, 97,
   siehe auch Bauchbeschwerden, krampfartige
Benommenheit 126
Beschleunigung des Atems 122,
   siehe auch
   Atemfrequenz, beschleunigte
Bettruhe 27, 55f., 99
Bewegung 164, 165ff.
Bewusstlosigkeit 127, 129
Bewusstseinsstörungen 66
Bindehautreizung 99,
   siehe auch
   Augen, Reizung der
Blässe 89, 107
Blutdruckabfall 130
Bronchialasthma 143,
   siehe auch
   Asthma bronchiale
Bronchitis 27, 67, 76, 83, 107ff., 109, 123

Chemoprophylaxe 150
Chemotherapie 84, 144, 155

Darmgrippe 132ff.
Depression 21, 165
Diabetes mellitus 27, 144

Druckstellen 66
Durchfall 83f.,91,102, 132ff.

Einlauf 64
Epidemie 24, 45ff.,
 siehe auch Grippeepidemie
Epilepsie 128, 130
Erbrechen 23, 126
Erkältungsbad 57
Erkältungstee 62
Erkrankungen, chronische 77
Ernährung 63f. 157ff.
Erschöpfung 21, 97, 136
Essen 157ff.

Faktoren, kosmische 37ff.
Fibrose, Cystische 143
Fieber 15ff., 23, 30, 55, 60, 64, 85, 89, 122
Fieberanstieg, erneuter 67, 83
Fieberbläschen 96
Fieberkrampf 64, 85, 104, 127ff.
Fieberphantasien 66, 90, 102
Fließschnupfen 118,
 siehe auch Schnupfen
Flüssigkeitsbedarf 60
Flüssigkeitsmangel 66
 siehe auch Austrocknung
Flüssigkeitsverlust 133
Frösteln 55

Gefäßentzündungen 145
Gehirnbeteiligung 25

Gehirnentzündung 133
Gehirnhautentzündung 126f.
Gelenkschmerzen 121
Genius epidemicus 26
Gliederschmerzen 23, 81, 96
Globuli 72f., 91f.
Grippeepidemie 20, 24, 100, 150, 153,
 siehe auch Epidemie
Grippegefühl 94
Grippeimmunität 33,
 siehe auch Immunität
Grippepandemie 25, 32, 37ff., 144f.,
 siehe auch Pandemie
Grippe-Schutzimpfung 28, 48, 139ff.
Grippesymptome 14, 23
Grippeverdachtsfall 23f.
Grippeviren 32f., 35, 47f., 51, 75, 78, 80, 139ff.,
 siehe auch Influenzaviren
Guillain-Barré-Syndrom 146

Halluzinationen 66
Halsschmerzen 23f., 63, 99, 110, 119ff.
Hauterkrankungen,
 entzündliche 59
Hautkrebs 19
Heileurythmie 115,164, 165ff.
Heilmittel, potenzierte 89ff.
Heiserkeit 110
Herzbeteiligung 27, 80, 130ff.
Herzerkrankungen 84, 144
Herzmuskelentzündung 27, 131

Stichwortregister

Herzrhythmusstörungen 27
Herzschwäche 27, 60
Herz und Kreislauf 130ff.
Hirnhautentzündung 29, 126f.
HIV-Infektion 144, 150
Homöopathie 69, 70ff.
Hühnereiweißallergie 145
Husten 23f., 32, 97, 107ff., 122
Hyperthermie 20

Immunität 139f.,
    siehe auch Grippeimmunität
Immunschwäche 84, 144
Immunsystem 30, 140, 160
Impfentscheidung 139, 148f.
Infektanfälligkeit 31, 102
Infektiosität 32
Influenzatodesfälle 27
Influenzaviren 30, 32, 34,
    75, 141,
    siehe auch Grippeviren

Kaffee 63, 92, 99
Kältegefühl 89
Katarrh 99
Kehldeckelentzündung 122
Kinderkrankheiten 19
Kleidung 170f.
Kleinkinder 26, 30f., 126, 143
Klistier 64
Kopfgrippe 98, 103f.
Kopfschmerzen 23, 56, 97, 100, 104, 113, 126f., 166
Krampfadern 56
Krankheitsgefühl 23, 46, 55, 100

Krebs 18ff., 28, 63, 148
Kreislauf 130ff.
Kreislaufbeschwerden 136
Kreislaufschwäche 57, 66, 131

Leukämie 150
Luftröhrenentzündung 107
Lumbalpunktion 126f.
Lungenembolie 56
Lungenentzündung 19, 26, 29,
    46, 49, 67, 122ff., 144, 148

Mandelentzündung 90, 119
Maßnahmen, fiebersenkende
    85
Meditation 157
Medizin, Anthroposophische
    42, 69, 70ff.
Melanom 19
Mittelohrentzündung 70, 115ff.,
    siehe auch Ohrenentzündung
Multiple Sklerose 145f., 150,
    170
Muskelschmerzen 23, 58, 95ff.,
    102f.

Nachkrankheit 119, 135
Nackenschmerzen 126
Nackensteife 126
Nasendusche 112
Nasennebenhöhlenentzündung
    113ff., siehe auch
    Nebenhöhlenentzündung
Nasensprays 111

Nebenhöhlenentzündung 171,
   siehe auch Nasenneben-
   höhlenentzündung
Nervenschmerzen 145
Nervosität 169
Neuraminidase 34, 75
Neuraminidasehemmer 75
Nierenkrankheiten 144

Ohnmacht 130
Ohrenentzündung 99,
   siehe auch
   Mittelohrentzündung
Ohrenschmerzen 91, 102, 115
Ohrgeräusche 87
Öldispersionsbad 57f.

Pandemie 8, 24f.,
   siehe auch Grippepandemie
Panikattacken 95
Parkinson-Krankheit 25, 81f.
Paukenhöhlenerguss 116f.
Pfefferminze 92
Pneumokokken 29, 122
Polyarthritis 21, 170
Potenzierung 70ff.
Pulsunregelmäßigkeiten 131

Rachenabstrich 119
Rachitis 30
Rehydrationslösungen 133
Reizbarkeit 99, 169
Reizhusten 107,
   siehe auch Husten

Rekonvaleszenz 95, 135f.
Resistenz 78, 81f., 150, 167f.
Reye-Syndrom 87
Rhythmus 156f., 162ff.
Rückenschmerzen 23, 121
Rückfall 135

SARS 46
Säuglinge 26, 30, 66, 115, 126,
   133, 143
Scharlach 29
Schlaf 162ff., 166
Schlafapnoe-Syndrom 165
Schlafkrankheit 25
Schluckunfähigkeit 122
Schmerzen beim Atmen 67,
   122
Schnupfen 23f., 99, 109ff.,
   siehe auch Fließschnupfen
Schulmedizin 69f.
Schüttelfrost 15, 23, 65, 89, 102
Schwäche 67, 91, 96, 99f., 102,
   122, 131, 135
Schweinegrippe 8, 24, 32, 34,
   45f., 48ff., 75, 78, 82, 97,
   139, 144, 150, 167f.
Schwindel 57
Sinnesüberempfindlichkeit 99
Sommergrippe 126
Sonnenflecken 38ff., 93
Sonnenfleckenaktivität 38ff.
Staphylokokken 119
Stimmung, weinerliche 99
Stoffwechselkrankheiten 144
Streptokokken 119
Superinfektion 67

Tee 60ff.
Tee, schwarzer 63, 133
Thrombosen 56
Tinnitus 87
Trinkmenge 60
Trinkschwäche 66
Tröpfcheninfektion 32

Übelkeit 23, 63, 97, 99, 103, 126
Übersterblichkeit 27f., 50
Unruhe 89, 96, 102
Unterkühlung 96

Verdauungsstörungen 83
Verwirrtheit 66

Viren 32f., 74,
  siehe auch Grippeviren
  und Influenzaviren
Virustatika 75ff., 167f.
Vitamin C 61, 160f.
Vitamin D 160
Vitaminzufuhr 157ff.
Vogelgrippe 34, 47f., 78
Vorbeugung 80, 86, 95, 153ff.

Wadenwickel 64f.
Wärme 55f., 170f.
Wärmebedürfnis 103

Zinkmangel 160
Zuckerkrankheit 27, 144

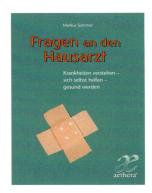

Markus Sommer

Fragen an den Hausarzt

Krankheiten verstehen –
sich selbst helfen –
gesund werden

160 Seiten, kart.

Wer verstehen möchte, was uns gesund hält, wie wir uns selbst bei Gesundheitsstörungen helfen können und wie auch schwere Krankheiten so behandelt werden können, dass die eigenen Heilungskräfte aktiviert werden, findet im Buch des Arztes Markus Sommer – vielen u. a. als Autor aus dem Lebensmagazin *a tempo* bekannt – einen hilfreichen und informativen Ratgeber. Das Spektrum der behandelten Probleme reicht von übermäßigem Schwitzen, Nebenhöhlenerkrankungen, Schwindel und Tinnitus bis zu chronischer Leberentzündung und Multipler Sklerose. Ein besonderer Abschnitt ist dem Alter mit seinen Lasten, aber auch Chancen gewidmet.

Weitere Themen:
Vom Geschmack und seinen Qualitäten • Eisen und Blut • Magnesium und seine Wirkungen • Nicht immer sind Bakterien gefährlich • Zecken – wie ängstlich müssen wir sein? • Blasenentzündung • Unsere Füße – vergessen und geheimnisvoll • Die Schilddrüse • Fibromyalgie – Wenn es in den Muskeln weh tut, man aber «nichts findet» u. a.

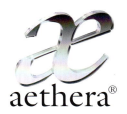